经桡动脉神经介入技术

梅 斌 王 涛 池 英◎主编

長江出版傳媒
湖北科学技术出版社

《经桡动脉神经介入技术》
编　委　会

主　编： 梅　斌　王　涛

副主编： 池　英

编　者： （按姓氏笔画排序）

马金阳　兰　晶　朱雪莉　李　松　杨　静
汪　雷　张　强　张　磊　周　飞　周华军
周敬华　黄　松　符常涛　曾星星

秘　书： 雷　朋

前　言

1947年，S RADNER报道了第一例经桡动脉胸主动脉造影，目前经桡动脉入路进行冠状动脉介入治疗已获得全世界的认可。1997年，Cowling等首先报道了经桡动脉颈动脉造影。2020年前，经桡动脉通路仅作为神经介入传统股动脉通路的替代方案被零星报道，近五年大量文章和病例证明了经桡动脉神经介入的可行性，极大地促进了经桡动脉路径在神经介入中的应用。

经桡动脉入路在解剖学、安全性、费用和可行性方面具有多种优势。第一，桡动脉比股动脉更浅，在手术过程中不会靠近容易受伤的关键结构。第二，由于手部的桡尺双重血液供应，直接损伤桡动脉，对患者的危害较小。第三，经桡动脉入路在某些复杂的主动脉弓解剖中特别有利。例如在牛角形弓患者中，由于无名动脉和左颈总动脉的共同起源允许经右桡直接导航进入左侧颈动脉系统，而无须在主动脉弓中进行复杂操作。第四，细长和曲折的主动脉弓（Ⅱ型或Ⅲ型）对经股动脉入路增加了挑战，此时经桡动脉入路可有效化解难题。第五，相比经股动脉入路，经桡动脉入路还提供了更直接的后循环通路，从而减少了椎基底系统治疗时的操作。第六，无需血管闭合装置即可实现有效止血。第七，与需要长时间卧床的经股动脉入路手术相比，经桡动脉入路的患者能够在术后直接行走，舒适度大大提高。第八，患者的术后护理需求更少，住院时间更短，降低了医疗成本。第九，特殊患者，例如孕妇、未成年人、严重肥胖者、双下肢锥体外系症状和患有髂股动脉粥样硬化疾病者等，经桡动脉入路亦有其独特的优势。第十，左侧经桡动脉入路和远端经桡动脉入路进一步提高了经桡动脉神经介入的适应证、安全性和舒适度。

尽管目前经股动脉入路仍然是大多数神经介入医生的首选通路，但经桡动脉入路的应用正在快速增长。我国和全球的许多神经介入中心，已经开始专科医师培训计划，以确保未来的神经介入医生同时接受经桡动脉和经股动脉的训练。这不仅证明了桡动脉入路在神经介入中的应用正在扩大，而且证明了经桡动脉入路的神经介入将持续存在。随着神经介入医生和医疗器械研发公司对桡动脉路径的兴趣越来越浓厚，桡动脉入路的局限性将会逐步被攻克，桡动脉入路在神经介入领域的应用也会越来越广阔。

目前，国内外均尚无介绍经桡动脉行神经介入的专著，且由于不同医疗机构神经介入医师对经桡动脉行神经介入诊疗的认识不一致，故迫切需要一本介绍经桡动脉行神经介入的图书出版。

本书编写团队来自武汉大学中南医院和宜昌市中心人民医院，其中既有理论基础扎实和实践经验丰富的教授，也有长期从事神经介入的一线临床医师。内容注重临床的实用性，采用图文并茂的形式，以大量实例概述了经桡动脉行神经介入的最新应用进展。

目 录

1 冠脉介入从股动脉到桡动脉的变迁

1953年，Seldinger医生创立了经皮血管穿刺技术，从而结束了人类介入操作需要进行血管切开的历程，成为介入医学技术发展的起点，自此赋予介入医学“微创”的意义并沿用至今。1958年，Sones在给一例患者行主动脉造影时，无意中将大量造影剂注入右冠状动脉，正是这一偶然事件拉开了现代冠脉介入技术的序幕。1967年，Judkins首次采用经皮穿刺股动脉的方法进行选择性冠脉造影，使这一技术进一步完善并得以推广应用。1977年，Gruentzig完成了世界首例经股动脉冠状动脉腔内成形术（PTCA），开创了介入心脏病学的新纪元。1989年Campeau医生首次完成经桡动脉造影，1992年Kiemeneij和Laarman医生首次报道了经桡动脉冠状动脉介入治疗（PCI）并取得成功。此后，经皮冠状动脉介入治疗领域迅速发展，不断革新进步，使之成为与药物治疗、冠状动脉旁路移植术并驾齐驱的冠心病三大治疗手段之一。

在我国，1973年复旦大学附属中山医院陈灏珠院士成功实施国内首例经皮穿刺股动脉选择性冠状动脉造影，1996年葛均波院士完成国内首例经桡动脉冠状动脉介入治疗。历经40余年的发展，特别是最近10年间我国冠心病介入治疗突飞猛进，不断完善，使PCI治疗效果更佳，近期与远期疗效得到极大改善。根据2022年中国大陆冠心病介入治疗注册数据显示，桡动脉入路是近10年来较为主流的入路方式。2012年我国经桡动脉介入治疗比例达到82.35%，此后稳步增长，2022年达到96.93%。但在欧美国家，经桡动脉路径PCI开展尚不普遍（约50%）。此外，我国心脏介入医生在经桡动脉急危重症及复杂冠状动脉病变介入治疗、桡动脉保护及避免桡动脉内膜损伤和术后闭塞、桡动脉路径拓展等方面积累了丰富的经验。可以说，我国经桡动脉冠状动脉介入诊断及治疗技术目前已经走在欧美国家前列，形成了PCI领域的中国特色。

目前经桡动脉路径仍不能完全取代经股动脉路径，临床中选择哪种路径需介入医师综合考量患者实际情况后做出决策。众所周知，经桡动脉入路优势明显，但也有一定的缺点，包括术者会接触到大量射线有害术者健康、桡动脉血管内径小器械选择往往受限、作为路径的桡动脉不能作为冠脉搭桥的材料等。

尽管经股动脉入路可能在部分患者中引发穿刺部位的血管并发症，从而显著增加住院时间、医疗费用、发病率及死亡率，但作为冠状动脉介入治疗的经典入路方式，仍在临床上被广泛应用。其具有以下优势：①穿刺操作相对容易，便于临床实施；②可适用于特定体位的手术操作，例如患者双手抱头等特殊体位；③适用于有冠脉搭桥指征的患者，有助于评估双侧乳内动脉情况；④可反复穿刺，适用于需要多次介入的患者；⑤能有效减少术者接受的射线照射剂量；⑥血管内径较大，适配性强，可满足各类介入器械的使用需求。综上所述，尽管存在一定风险，经股动脉入路因其多方面的技术优势，仍是当前冠脉介入治疗中不可替代的重要通道。

现有的证据表明，一项纳入7个RCT研究共计2万余名患者的Meta分析显示，经桡动脉入路与低死亡率和低大出血风险具有相关性。在大型的随机临床双盲RIVAL试验中，8400例急性冠脉综合征患者（其中包括近2000例STEMI）随机接受桡动脉入路或股动脉入路PCI，结果表明不论采取哪种路径，30天的死亡、心肌梗死、卒中以及非PCI相关的主要出血发生率大体一致，但桡动脉入路与较低大出血和全因死亡率降低有关。亚组分析表明，STEMI患者接受经桡动脉入路PCI临床结局优于股动脉入路，提示桡动脉入路可能更适合于STEMI患者。

近年来随着血管闭合装置的使用，经股动脉途径的并发症大大降低，但就PCI经桡动脉和经股动脉路径问题引起的争论从未停止。我们也期待未来有一项比较经桡动脉PCI和带有封堵装置的经股动脉PCI的随机临床试验更好地回答冠脉介入的入路问题。

总的来说，冠脉介入治疗中，经桡动脉途径和经股动脉途径是两种最常用的入路选择。临床中，指导广大介入医师熟悉两种入路的优劣以规范手术入径的选择，同时减少两种入路常见并发症的发生并给予及时、有效的处理，是具有切实意义的话题。

参考文献

[1] BRAUNWALD. 心脏病学. 心血管内科学教科书[M]. 11版/翻译版. 陈灏珠，译. 北京：人民卫生出版社，2022.

[2] 韩雅玲. 中国冠心病介入治疗开创及发展史[J]. 中华心血管病杂志，2021，49(7)：645—649.

[3] 葛均波. 中国冠状动脉介入发展历程[J]. 中华心血管病杂志(网络版)，2018，01(01)：1—9.

[4] 霍勇. 2022年中国大陆冠心病介入治疗注册数据[M]. 西安：CCIF & CCPCC，2023.

[5] GARGIULO G，GIACOPPO D，JOLLY S S，et al. Effects on mortality and major bleeding of radial versus femoral artery access for coronary angiography or percutaneous coronary intervention：Meta—analysis of individual patient data from 7 multicenter randomized clinical trials[J]. Circulation，2022，146(18)：1329—1343.

[6] JOLLY S S，AMLANI S，HAMON M，et al. Radial versus femoral access for coronary angiography and intervention in patients with acute coronary syndromes (RIVAL)：A randomised，parallel group，multicentre trial[J]. Lancet，2011，377(9775)：1409—1420.

2 桡动脉的胚胎发育、上肢动脉解剖及常见变异

2.1 桡动脉的胚胎发育

胚胎时期，颈部第6或第7节间动脉(intersegmental artery)发出腋动脉并延续为肱动脉(brachial artery)，后者延续为前臂骨间动脉及手部动脉(图2.1 A)。随着发育的进行，骨间动脉远端退化，代之以中间动脉(median artery)供应手部(图2.1 B)。中间动脉形成，随之骨间动脉继续分化出尺动脉(ulnar artery)(图2.1 C)。尺动脉形成后，浅肱动脉(superficial brachial artery)开始发育并向掌部延伸(图2.1 D)。浅肱动脉与掌部血管吻合后，前者与肱动脉之间开始形成吻合支(图2.1 E)。浅肱动脉与肱动脉吻合支形成后，近端血管退化，远端延续为桡动脉(图2.1 F)。

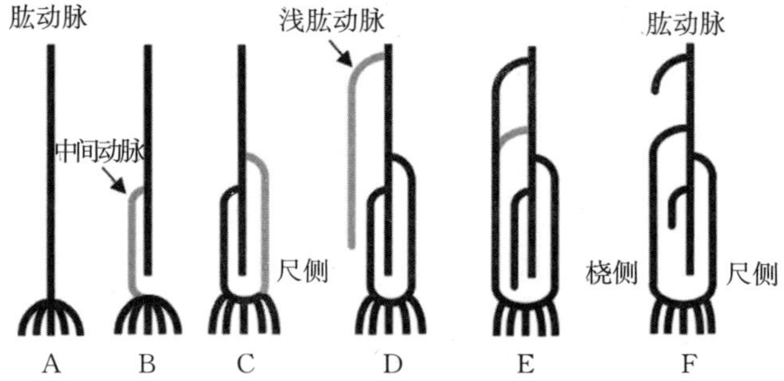

图2.1 桡动脉的发育

A.肱动脉延续为前臂骨间动脉及手部动脉 B.骨间动脉远端退化，代之以中间动脉供应手部 C.骨间动脉分化出尺动脉 D.浅肱动脉发育并向掌部延伸 E.浅肱动脉与肱动脉之间形成吻合支 F.吻合支形成后，近端血管退化，远端延续为桡动脉

2.2 上肢动脉的解剖

2.2.1 上肢动脉干的投影

上肢外展90°，掌心向上，从锁骨中点至肘前横纹中点远侧2 cm处的连线，为腋动脉和肱动脉的体表投影。两者以大圆肌下缘为界，大圆肌下缘以上为腋动脉，以下为肱动脉。从肘前横纹中点远侧2 cm处，至桡骨茎突前方和豌豆骨桡侧的连线，分别为桡、尺动脉的投影（图2.2）。

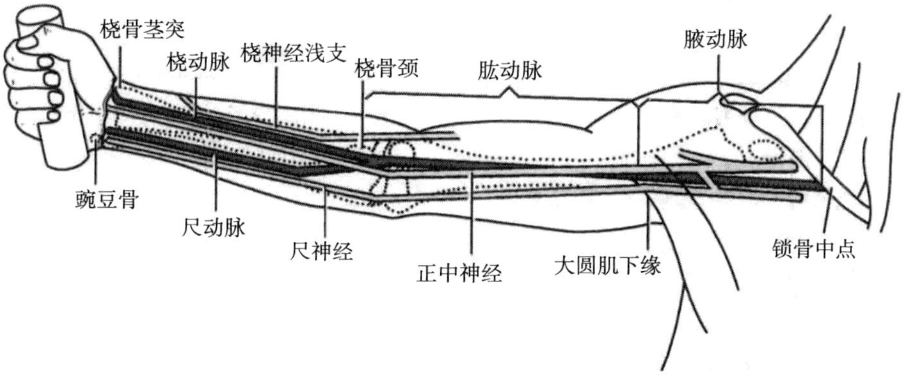

图2.2 上肢动脉干的投影

2.2.2 腋动脉

在第一肋外缘续接锁骨下动脉，至大圆肌下缘移行于肱动脉（图2.3和图2.4），以胸小肌为标志分为3段，共发出6个分支，即，第1段1个分支，第2段2个分支，第3段3个分支。

1. 第1段

位于第1肋外缘与胸小肌上缘之间。前方邻胸大肌及其筋膜、锁骨下肌、锁骨筋膜及穿过该筋膜的结构；后方邻臂丛内侧束、胸长神经、前锯肌和第1肋间隙等；外侧邻臂丛后束和外侧束；内侧有腋静脉、胸上动脉及其伴行静脉和腋淋巴结尖群。该段分出一个分支：胸上动脉，细小，分支分布于第1、2肋间隙前部。

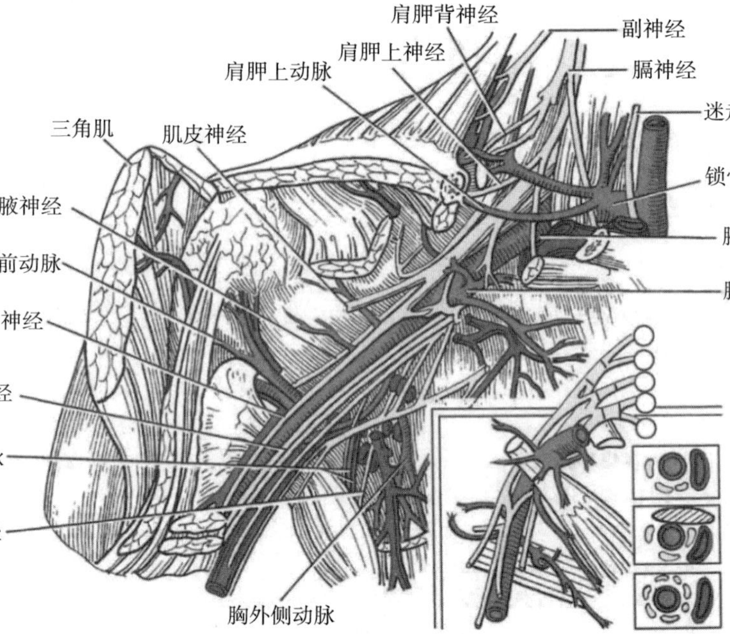

图2.3 腋动脉及其周围结构

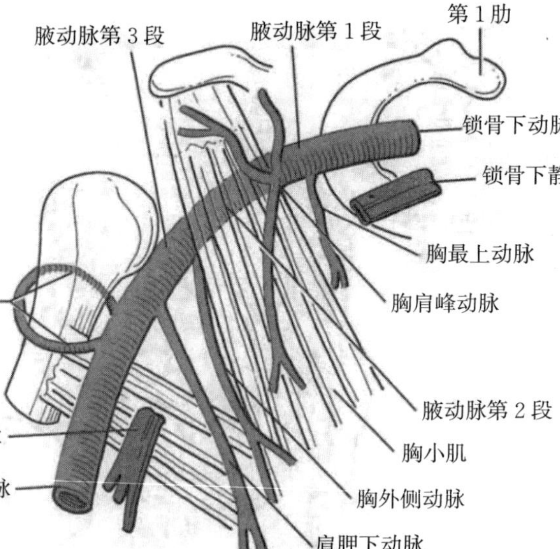

图2.4 腋动脉分段及分支

2. 第2段

位于胸小肌后方。前有胸大肌、胸小肌及其筋膜；后邻臂丛后束和肩胛下肌；外侧为臂丛外侧束，内侧是臂丛内侧束和腋静脉。此段发出2个分支。①胸肩峰动脉，为一短干，穿锁胸筋膜后，立即分为数支，分别营养胸大肌、胸小肌、三角肌和肩峰等。②胸外侧动脉，于腋中线稍前方，沿前锯肌表面下行，分布于前锯肌、胸大肌和胸小肌。在女性，还分布到乳房。

3. 第3段

位于胸小肌下缘至大圆肌下缘之间。前方有胸大肌，且与正中神经内侧根及旋肱前血管紧密相邻；后邻桡神经、腋神经、大圆肌肌腱、背阔肌和旋肱后血管等；外侧有正中神经外侧根、肌皮神经、肱二头肌短头和喙肱肌；内侧为尺神经、前臂内侧皮神经和腋静脉及其周围淋巴结。第3段发出3个分支。①肩胛下动脉沿肩胛下肌下缘向后下方走行，分为旋肩胛动脉和胸背动脉，前者穿三边孔至冈下窝，后者与胸背神经伴行进入背阔肌。②旋肱后动脉与腋神经伴行穿四边孔向后，分支分布于三角肌，于肱骨外科颈后方，有分支与旋肱前动脉吻合。③旋肱前动脉较细，绕过肱骨外科颈前方，与旋肱后动脉吻合。

2.2.3 肱动脉

在大圆肌下缘连接腋动脉，与正中神经伴行，沿肱二头肌内侧沟下行至肘窝，在桡骨颈平面分为桡动脉和尺动脉。肱动脉的后方自上而下依次紧邻喙肱肌、桡神经、肱三头肌和肱肌。肱动脉在臂部上、中、下份分别位于肱骨的内侧、前内方和前方，这种位置关系提示在臂部不同位置压迫止血时，压迫方向需要有所不同。肱动脉的分支主要有3个。①肱深动脉：在大圆肌稍下方，起自肱动脉后内侧壁，与桡神经伴行，向下外进入肱骨肌管，分支营养肱三头肌和肱肌和肱骨。②尺侧上副动脉：在臂中份稍上方、肱肌起点附近起始，伴随尺神经穿臂内侧肌间隔，至臂后区，分支参与构成肘关节网。③尺侧下副动脉：约在肱骨内上髁上方5 cm处起始，经肱肌前面行向内下方，至肘关节附近分前后两支，至肘部(图2.5)。

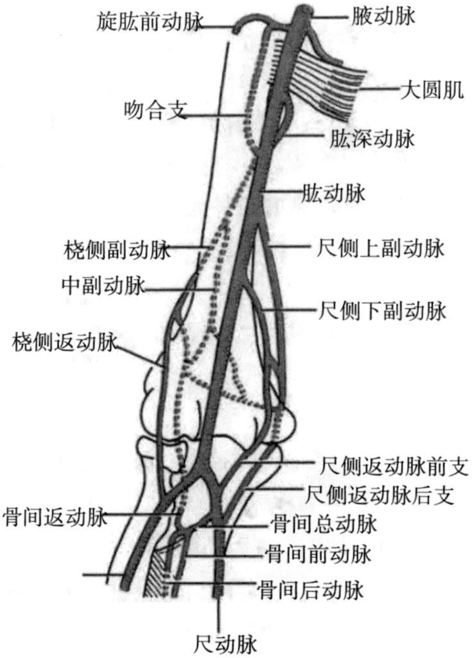

图2.5　肘关节动脉网

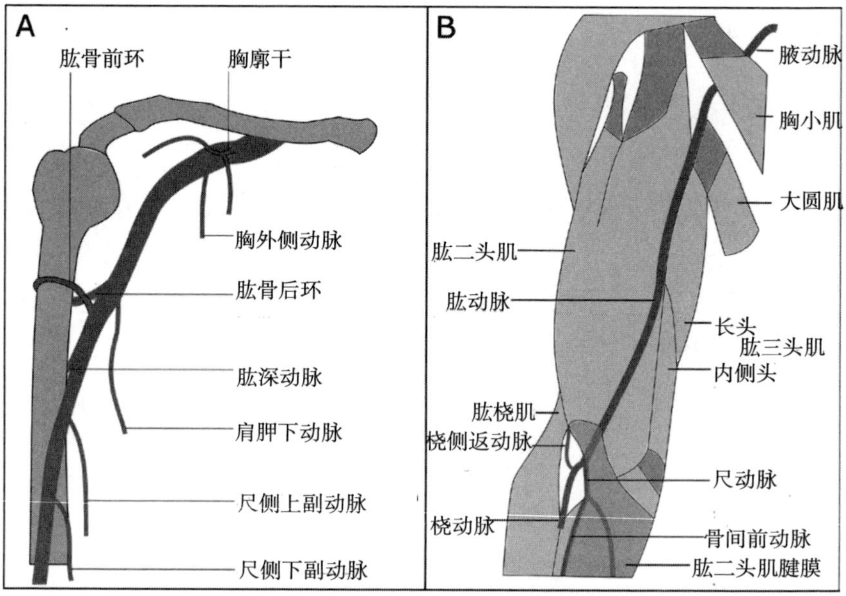

图2.6　上肢动脉的解剖

A.腋动脉和肱动脉的分支 B.肱动脉和桡动脉在上肢的走行

2.2.4 桡动脉

两侧有桡静脉伴行，行经肱桡肌内侧。在前臂上部，动脉位于肱桡肌与旋前圆肌之间(图2.6和图2.7)；在前臂下部，位于肱桡肌腱和桡侧腕屈肌腱之间。此处位置表浅，仅覆以皮肤和浅、深筋膜，能摸到桡动脉的搏动，是中医诊脉的部位。在选择穿刺点时，可通过超声确认桡动脉后方是否有桡骨，因为桡骨的存在不仅有助于穿刺，也有助于结束时按压止血。桡动脉在近侧端分出桡侧返动脉(recurrent radial artery, RRA)，在桡神经浅支和深支之间向上走行至肱桡肌后方，向前走行至旋后肌和肱肌，最后在肘关节周围与肱深动脉的分支相吻合。鉴于该分支与肱桡动脉肘交叉和桡动脉袢变异的关系，当导丝从桡动脉近端输送进肱动脉远端时，很容易误入RRA，这里是一个常见的穿孔部位。

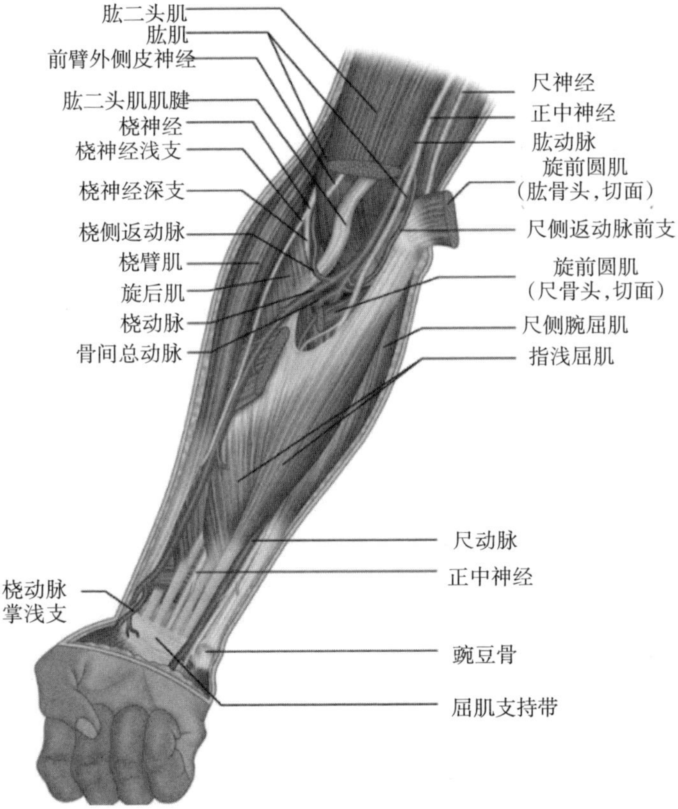

图2.7　桡动脉及其周围结构

桡动脉在腕前区的走行：在屈肌支持带的上方，位于肱骨肌与桡侧腕屈肌腱之间。桡动脉在平桡骨茎突水平发出掌浅支，经屈肌支持带浅面进入手掌，与尺动脉吻合形成掌浅弓（图2.8）。桡动脉本干绕过桡骨茎突的下方，经拇长展肌腱深方到达鼻烟窝（在此可以触诊远端桡动脉的脉搏以建立鼻烟窝通路），再经第1、第2掌骨间隙之间进入手掌，与尺动脉的掌深支吻合形成掌深弓。头静脉和桡神经浅支在其表面穿过，建立远桡动脉通路时需要注意。

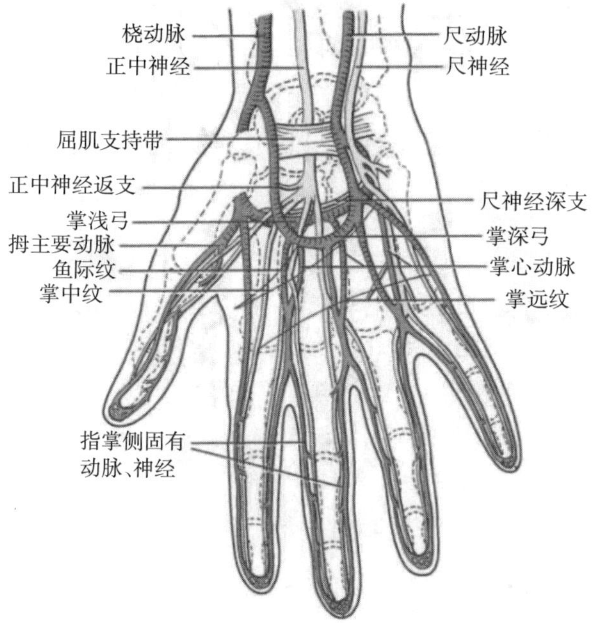

图2.8　手部的血管投影

桡动脉在手部的分支主要包括拇主要动脉，起源于掌心的桡动脉形成第一掌骨的滋养动脉。示指桡侧动脉，起源于拇主要动脉的近端。

2.2.5 远桡动脉入路（distal transtradial access，dTRA）

发出掌浅支之后的桡动脉被称为远端桡动脉，远桡动脉的体表投影位于向背侧斜跨鼻烟窝解剖区域及合谷穴解剖区域的直线。

桡动脉远端通路作为一种辅助逆行桡动脉再通的技术而引入，近年来已越来越多地被心脏介入和神经介入所采用。由于dTRA在掌浅支发出点以远的鼻烟窝

(图9)处穿刺,因此当穿刺点处闭塞时,其近端发出的掌浅支可继续为手部供血,手部缺血的风险也会大大降低。与近端的桡动脉相比,远端的桡动脉相对于皮肤更表浅,可以更快地进行压迫止血。此外,dTRA操作时患者的手腕旋前、术后止血时手腕可以活动,这都将提高患者的舒适度。

解剖学“鼻烟窝”:为位于手背外侧的浅凹,拇指充分外展并后伸时尤为明显(图2.9)。其桡侧界为拇长展肌腱和拇短伸肌腱,尺侧界为拇长伸肌腱,近侧界为桡骨茎突。窝底为手舟骨和大多角骨。窝内包含桡动脉、桡静脉、头静脉和桡神经浅支(图2.10)。

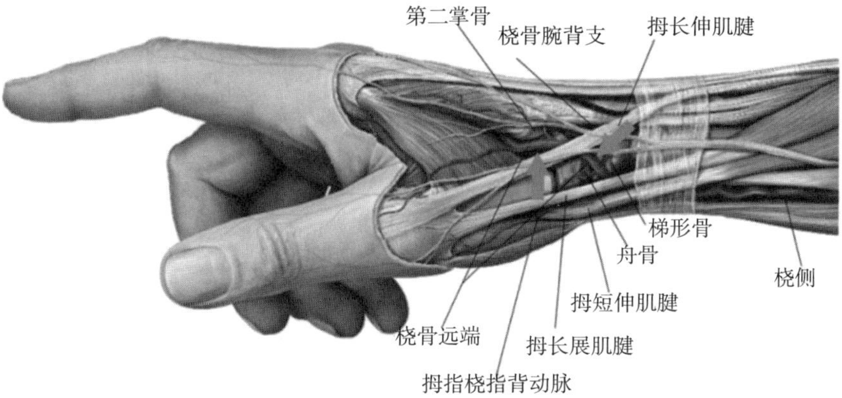

图2.9 远桡动脉及其周围结构(箭头所示为常用远桡穿刺点)

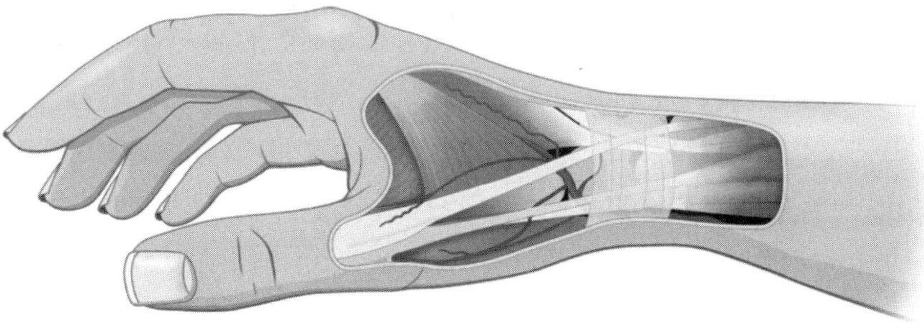

图2.10 解剖学鼻烟壶

2.2.6 桡动脉的直径

传统穿刺点处的平均直径男性为(2.69±0.40) mm，女性为(2.43±0.38) mm。尺动脉直径通常比桡动脉大，在桡动脉闭塞的情况下可以提供一个可行的通路。与经股动脉入路相比，TRA发生桡动脉痉挛、血栓和闭塞的概率更高。特别值得注意的是，鼻烟窝中远端桡动脉的直径仅比近端略小，虽然在统计学上有显著性，但这种微小的差异通常不需要更换为小尺寸的动脉鞘。

2.3 桡动脉路径神经介入常见血管变异

在胚胎时期，颈部第6或第7节间动脉发出腋动脉并延续为肱动脉，肱动脉延续为前臂间动脉及手部动脉，随着发育的进行，骨间动脉远端退化，代之以中间动脉供应手部。发育过程中的异常可导致桡动脉解剖学上的变异。

2.3.1 桡动脉的解剖变异

其来源于上肢动脉的胚胎发育，主要如下。

1. 肱桡动脉(Brachioradial artery BRA)

之前被称为高起源的桡动脉、起源于腋动脉的桡动脉、肱动脉高分叉、肱浅动脉延续而成的桡动脉、双肱动脉等名称。现作为一个统一的术语，用于描述位于肘部近端高起源的桡动脉。在肘窝内经常可以观察到BRA和正常肱动脉之间的吻合，称为肘交叉或肘连接。1953年，McCormack等对750具尸体的上肢进行了检查，发现14.3%的上肢出现了桡动脉高位起始，占畸形的75%以上。此外，在研究的750条四肢中，大多数桡动脉高位起点位于远端肱桡动脉(9.5%)(髁间线上方10～20 cm)。其余起点要么来自近端肱桡动脉(1.2%)(髁间线上方20 cm)，要么来自腋动脉(2.1%)。其他作者研究了桡动脉高位起始的发生率，发现范围为4.7%～15.6%。

高位桡动脉患者往往是因胚胎时期的浅肱动脉没有退化或退化不完全所致，所以动脉管腔大小不一。部分与肱动脉主干之间尚有交通。这部分患者多数可以耐受5F直径的造影导管，但因指引导管较为粗大，所以在通过时可能导致血管痉挛、夹层或破裂而出现并发症。通常BRA具有以下几种形式。

(1) 正常的解剖(图2.11 A),无BRA。

(2) 优势型肘交叉(图2.11 B)伴吻合前BRA发育不良(约占9%)。

(3) 平衡型肘交叉(图2.11 C),BRA直径与BA相似(约占27%)。

(4) 动脉岛状肘交叉(图2.11 D),在极少数情况下,BRA和BA在桡骨颈水平形成一个动脉复体(呈岛状)后再分为桡动脉和尺动脉。

(5) 最小型肘交叉(图2.11 E),吻合动脉直径比BRA窄(约占18%)。

(6) 无肘交叉(图2.11 F),肘窝内BRA与正常肱动脉之间无吻合(约占45%)。

BRA是TRA发生血管并发症的危险因素,发生率高达10%,因此,导丝通过该位置时应在造影和路图指引下进行,以避免导丝刺破动脉。

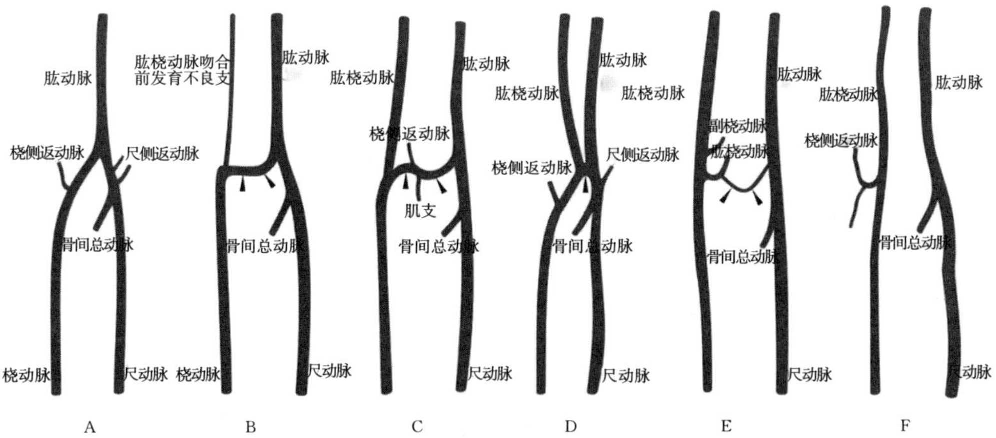

图2.11 桡动脉变异(肱桡动脉)

A.正常解剖 B.优势型肘交叉 C.平衡型肘交叉 D.动脉岛状肘交叉 E.最小型肘交叉 F.无肘交叉

2.桡动脉迂曲

桡动脉迂曲(图2.12)发生率为2%~4%,对桡动脉穿刺、置鞘及前送导丝、导管带来一定的障碍,常引起严重的桡动脉痉挛。桡动脉迂曲的部位多在桡动脉近心端1/3处,老年患者桡动脉迂曲的发生率要明显高于其他人群。穿刺成功后,如导丝送入困难,可调整方向后再送入导丝;如果仍无法顺利送入说明迂曲程度较为严重,常需更换桡动脉穿刺部位,尽量避开迂曲桡动脉段进行穿刺。另外桡动脉远端迂曲还容易导致穿刺成功后动脉鞘管置入困难。一旦出现置鞘困难,应首先判断动脉鞘管是否位于血管真腔，若鞘管的回血良好则提示鞘管位于桡动脉内，这时可在透视下送入长超滑导丝，沿导丝送入造影导管，利用导丝和造影导管“拉直”迂曲的桡动脉后，再送入动脉鞘管。

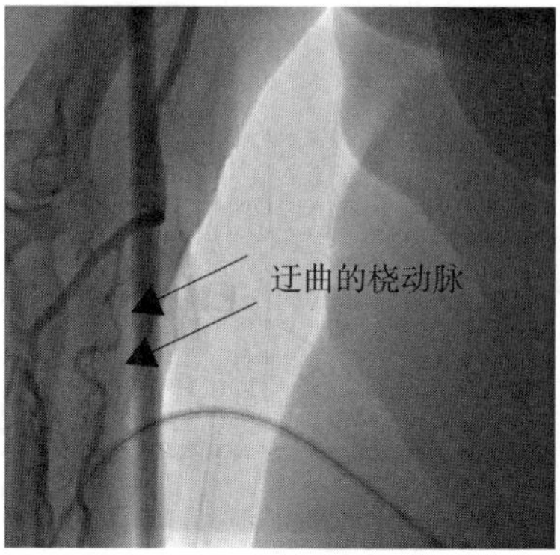

图2.12　桡动脉迂曲

3. 桡动脉袢

发生率约为1%，位于桡动脉的远端，可以表现为经典的360°成环或明显的大于90°的弯曲（图2.13），常常与桡侧返动脉同时出现。作为一种较为罕见的解剖变异，虽然桡动脉袢不是TRA的绝对禁忌，但即使对于经验丰富的术者而言也是导致手术失败的最常见原因之一。导丝通过桡动脉环时常常会误入桡侧返动脉，在术者没有认识到这种解剖变异的情况下，极易增加动脉穿孔的风险。

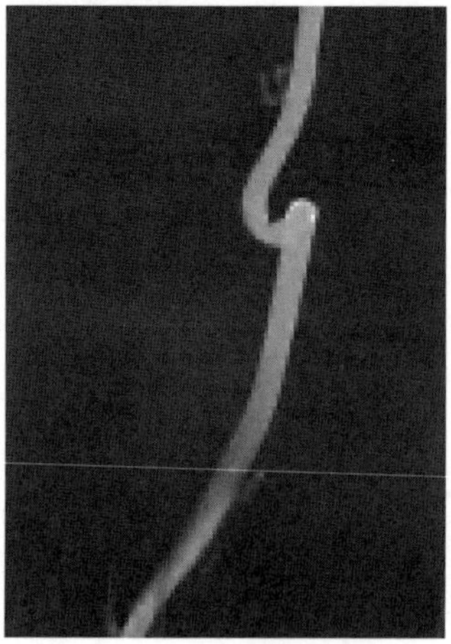

图2.13　桡动脉袢

除上述比较常见的桡动脉变异之外，还包括双桡动脉（图2.14）、副肱动脉（图2.15）、双桡动脉合并桡动脉高起源（图2.16）等变异类型。除上肢动脉彩超和造影检查可发现这种常见变异外，CTA也可提前发现桡动脉的变异（图2.17）。

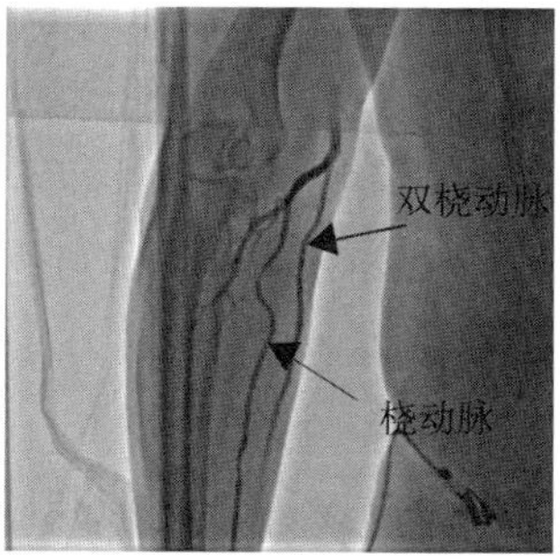

图2.14　双桡动脉

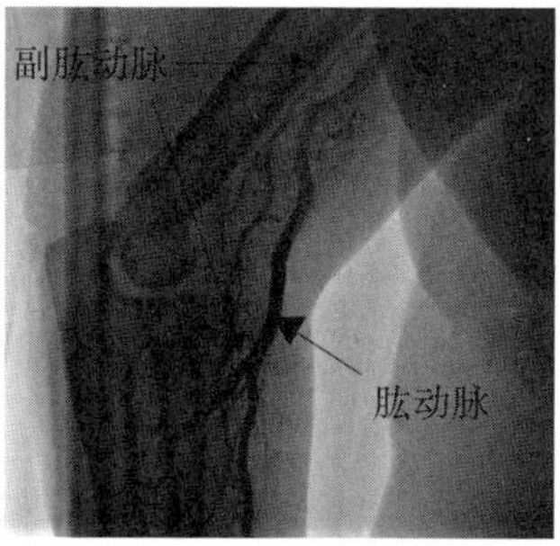

图2.15　副肱动脉

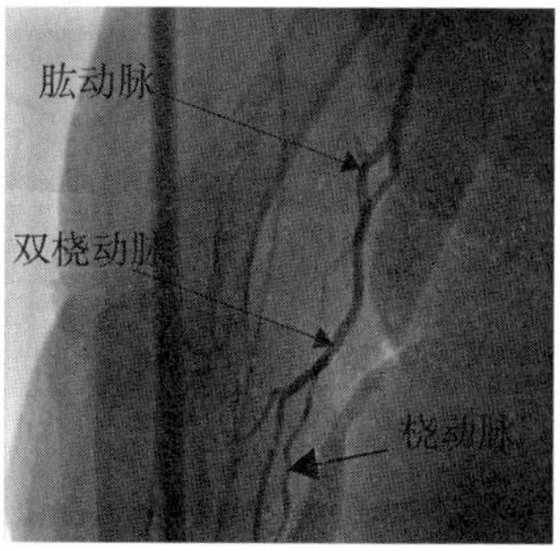

图2.16　双桡动脉合并桡动脉高起源

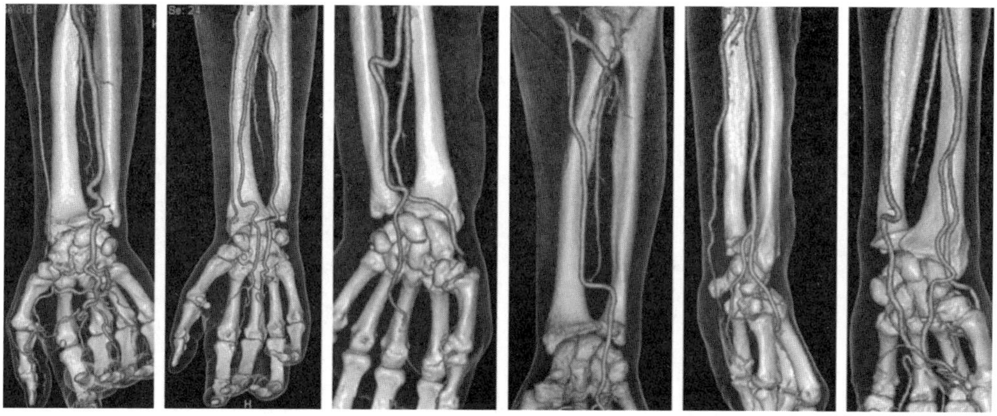

图2.17　上肢CTA可提示桡动脉的变异

2.3.2 头臂干动脉迂曲

正常情况下，头臂动脉起于主动脉弓前部，向上向右走行，在胸锁关节处分叉发出右侧锁骨下动脉和颈总动脉。头臂干迂曲可见于25%的病例，多表现为其在分叉前的部分向后下方迂曲成角（图2.18），这将使导丝或导管的扭矩降低，从而增加颈动脉超选的难度。

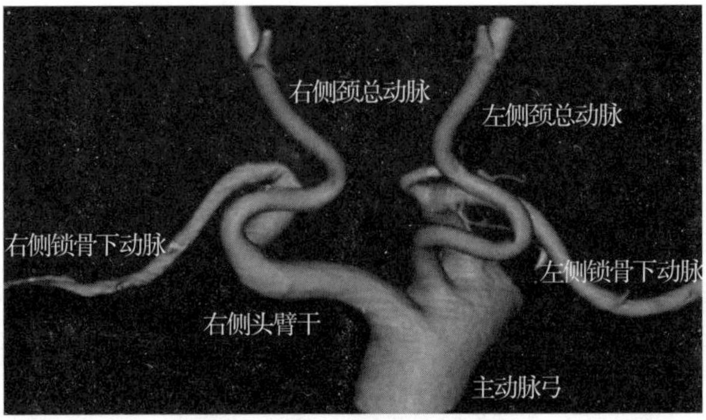

图2.18　头臂干扭曲

2.3.3 右锁骨下动脉异位

右侧锁骨下动脉通常是右侧头臂干的分支。然而，在约0.47%的病例中，该动脉可直接起源于主动脉弓后壁或左侧锁骨下动脉起点的远端。异位的右锁骨下动脉走行于食管后方(图2.19和图2.20)，并向前向上走行至右上肢。右侧锁骨下动脉变异的存在显著增加了右侧经桡动脉置管的难度。

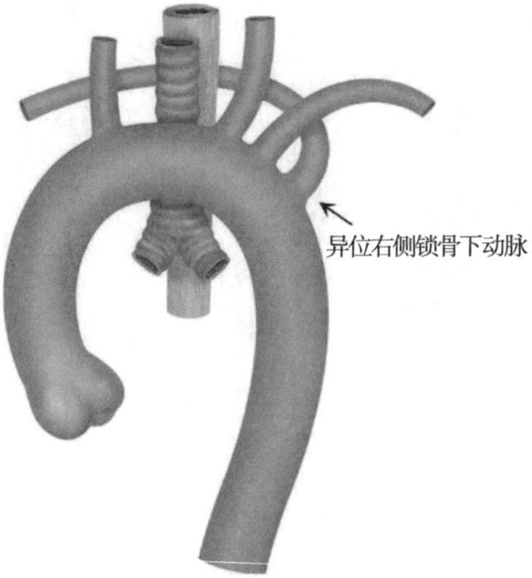

图2.19　异位的右侧锁骨下动脉示意图(箭头所示)

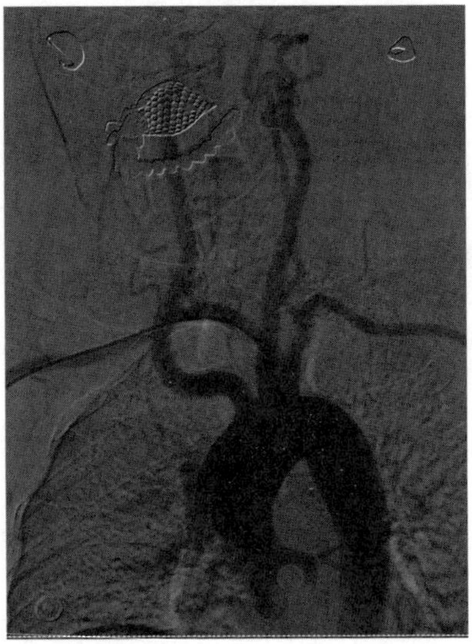

图2.20　异位的右侧锁骨下动脉(DSA)

参考文献

[1] 王维治.神经病学[M].3版.北京：人民卫生出版社，2021.

[2] ALLAN H ROPPER，MARTIN AS，KLEIN JP. Adams and Victor's Principles of Neurology[M]. 12th ed. New York：McGraw—Hillm，2023.

[3] 崔慧先，李瑞锡.局部解剖学[M].9版.北京：人民卫生出版社，2018.

[4] 刘新峰，刘锐，代成波，等.经桡动脉或远端桡动脉入路行脑血管介入操作中国专家共识[J].中国脑血管病杂志，2023，20：63—73.

[5] 中国医师协会神经外科医师分会神经介入专业委员会，中国医师协会介入医师分会神经介入专业委员会，中华医学会神经外科分会神经介入专业委员会.经桡动脉入路神经介入诊疗中国专家共识[J].中华神经外科杂志 2022，38(10)：980—989.

[6] NARSINH K，MIRZA M，DUVVURI M，et al. Radial artery access anatomy：considerations for neuroendovascular procedures.[J]. Journal of neurointerventional surgery，2021，13(12)：1139—1144.

[7]CATAPANO JS，WINKLER EA，SRINIVASAN VM，et al. Retained radial catheters associated with variant radial anatomy in neurointerventional procedures [J]. J Neurointerv Surg,2023,15(9)：858—863.

[8] IWASAKI S，YOKOYAMA K，FURUICHI K，et al. Obstacles encountered during transradial angiography from after Radial Artery puncture to the aortic arch [J]. Springerplus，2013，2(1)：1—8.

[9] SIDIQ M，SCHEIDECKER E，POTRECK A，et al. Aortic arch variations and supra-aortic arterial tortuosity in stroke patients undergoing thrombectomy[J]. Clinical Neuroradiology，2022，33(1)：49—56.

[10] BRUNET M C，CHEN S H，SUR S，et al. Distal transradial access in the anatomical snuffbox for diagnostic cerebral angiography[J]. Journal of neurointerventional surgery，2019，11(7)：710—713.

[11] PATEL T, SHAH S, PANCHOLY S, et al. Working through challenges of subclavian, innominate, and aortic arch regions during transradial approach.[J]. Catheterization & Cardiovascular Interventions Official Journal of the Society for Cardiac Angiography & Interventions, 2014, 84(2):224—235.

[12] TAMAOKI H, YOSHIMACHI F, SAKURAI T, et al. Simultaneous computed tomographic angiography of the coronary and radial arteries[J]. Cardiovascular Intervention and Therapeutics, 2019, 35(2): 185—193.

3　桡动脉穿刺技巧

经桡动脉入路(transradial access,TRA)用于冠状动脉介入治疗已超过34年。与经股动脉入路相比,TRA的优点为:术后止血更加容易,出血并发症的风险较低,术后患者立即可下床活动,舒适性高,可减少住院费用,缩短住院时间,提高患者满意度。TRA也有其局限性:术者需要更长的学习曲线及可能出现桡动脉闭塞等。一般而言,神经介入医师在完成30～50个TRA病例后,可以克服桡动脉穿刺的学习曲线。

3.1　桡动脉穿刺

3.1.1 体位

多数情况下取右侧桡动脉作为穿刺点,术者站在患者右侧操作,将患者右上肢伸直,靠近躯干,掌心向上,将一500 mL盐水袋横置于患者手腕下方,使腕关节处于过伸状态(图3.1)。因目标血管和其他因素需要穿刺左侧桡动脉时,可先将患者左上肢外展90°,术者站在患者躯干左侧穿刺,置鞘成功后,将左上肢推回躯干旁。

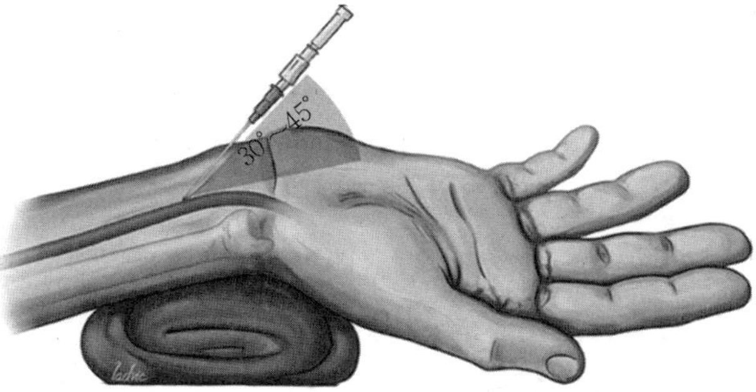

图3.1　方便桡动脉穿刺的体位

3.1.2 穿刺点选择

在桡骨茎突处用食指轻触桡动脉搏动，取搏动最明显处穿刺，穿刺点一般位于第二腕横纹与桡侧腕屈肌交点处。注意：由于桡动脉较股动脉纤细、表浅，习惯股动脉穿刺的术者触摸桡动脉时，应避免过度施加压力，否则可因桡动脉被压闭反而不利于后续的操作。

3.1.3 麻醉

用2.5 mL小注射器吸取2%利多卡因浸润麻醉穿刺点。利多卡因1～2 mL已经足够，大量注射麻醉剂可导致穿刺点搏动减弱，影响后续穿刺。因腕部软组织致密，注射麻醉剂后可按摩穿刺点，促使麻醉剂在穿刺区域均匀分布。

3.1.4 切皮

因腕部皮肤致密，动脉鞘很难直接通过导丝进入血管，建议穿刺前切皮。桡动脉位置表浅，切皮角度应控制在30°以内，且不能过深，否则可能切破动脉。切皮宽度可参考动脉鞘的直径。

3.1.5 穿刺

常选用透壁穿刺法，穿刺针与腕部呈30°～45°进针，套管内见血后，压低穿刺针再向前推送约1 mm。拔出针芯，缓慢、旋转向外拔鞘管，见血液波动性喷出后沿套管置入导丝，直至外露导丝长度与动脉鞘长度相当。必要时透视确认导丝在血管腔内。撤出套管，沿导丝缓慢、旋转将动脉鞘推入桡动脉内。置入动脉鞘后，应立即用等渗肝素盐水冲洗动脉鞘。为避免桡动脉痉挛，可将硝酸甘油200 μg和维拉帕米2.5 mg稀释后注入鞘内，同时注意患者血压。单壁穿刺法，也称改良Seldinger穿刺法，只穿透血管前壁即可，需要使用裸钢针。为避免穿透后壁，穿刺角度更小(15°～30℃)，穿刺针内有血喷出后，置入导丝，后续步骤与透壁穿刺法相同。如不能获得裸钢针，需要完成单壁穿刺时，可使用套管针穿刺，套管见血后，右手固定针芯，左手缓慢、旋转向前推进鞘管约1 mm，套管内可见血液充盈，拔出针芯，即可见血液喷出，后续步骤同透壁穿刺。

3.2 桡动脉穿刺置鞘失败原因和对策

3.2.1 穿刺不成功

表现为套管内无回血,可能的原因包括以下方面。

(1) 针尖未穿过桡动脉,桡动脉走行表浅,活动度较大,对于桡动脉搏动较强的患者,穿刺针容易滑过桡动脉。对策:穿刺点可稍偏向远心端,此处组织较为致密,有固定血管的作用。增加进针角度和速度。如果进针后无回血,不急于拔针,可触摸针头与桡动脉的位置关系,再将针头推至皮下,调整进针方向。

(2) 桡动脉纤细,针头快速穿透桡动脉下壁,此时往往可在套管内看到少量回血,此时不能急于拔出针头,应缓慢拔出针芯,缓慢退鞘管可能会有血喷出。如确实无回血,可减小穿刺角度,减慢穿刺速度。

(3) 动脉痉挛,反复穿刺后可导致桡动脉痉挛,此时触诊桡动脉搏动明显减弱或消失。对策:等待片刻,或重新麻醉穿刺点,局部注射解痉"鸡尾酒"。

(4) 穿刺针堵塞,反复穿刺后,穿刺针内可能出现血凝块,此时即使穿入动脉仍无回血。对策:冲洗穿刺针和鞘管后再穿刺。

(5) 血管迂曲,可选近心端穿刺。

(6) 血肿形成,反复穿刺可导致局部血肿形成。如穿刺不成功,应压迫穿刺点止血,亦可选择近心端穿刺。

3.2.2 回血不畅

表现为血液非喷射状涌出,此时不要急于拔出套管,可分析其原因如下。

(1) 最常见的为穿针套管位于动脉后壁,此时可将导丝置入套管内,感受其阻力,缓慢旋转向外退套管,每退一点,尝试推入导丝,直至导丝顺利进入。

(2) 套管在动脉侧壁,其末端开口部分在血管腔内,这时可将导丝末端塑小弯,缓慢送入。注意,如有阻力较大,说明导丝进入血管壁内,应及时退出导丝。

(3) 血管痉挛,此时套管虽然喷血不畅,但送入导丝一般不会受阻,透视导丝形态正常时即可置入动脉鞘。

(4) 误入分支,桡动脉靠近腕部的分支较多,穿刺针有时进入分支,可更换近心端穿刺点。

3.2.3 导丝送入困难

套管回血良好,送入导丝时阻力增大,原因及对策如下。

(1) 导丝进入桡动脉分支,特点为导丝送入一段距离后阻力逐渐增大,此时可将导丝末端塑小弯,旋转送入,如仍有阻力,可在路图下避开桡动脉分支。

(2) 穿刺角度太陡,导丝出套管后直接顶在动脉下壁上,此时可将导丝末端塑小弯,轻轻压低套管角度再进导丝。

(3) 桡动脉迂曲,如果路图发现桡动脉迂曲,可换用PTCA导丝,往往可通过迂曲部。

3.2.4 置鞘困难

置入导丝后,动脉鞘不能顺利置入,常见的原因及对策如下。

(1) 穿刺点皮肤致密,鞘无法通过坚硬皮肤进入动脉。对策:穿刺前充分切皮,或在鞘尖端补救性切皮。

(2) 鞘与鞘芯之间有缝隙,容易卡在血管壁上。解决方法:将鞘芯完全插入鞘中。

(3) 血管痉挛,此时患者往往诉手臂剧烈疼痛,严重时动脉鞘可被"握紧"不能活动。对策:局部追加局麻药物、解痉药物,甚至全身使用镇静药物。

(4) 鞘进入桡动脉分支,可在透视或路图下将导丝置入桡动脉主干后再置鞘。

(5) 动脉穿孔,此时鞘管回抽无回血,不要急于拔出动脉鞘,也不要尝试在动脉鞘内造影,造影剂可引起相邻组织炎症反应或坏死。应该在负压下回抽并回退鞘管,一旦鞘管内出现回血即证明其回到动脉内,再调整导丝置鞘。

总之,TRA有安全、舒适的特点,但桡动脉直径较小,变异和分支较多,使其应用的不确定性增加,术者需要克服较长的学习曲线才能熟练掌握该通路。

参考文献

[1] CAMPEAU L. Percutaneous radial artery approach for coronary angiography [J]. Catheterization and Cardiovascular Diagnosis, 1989, 16(1): 3—7.

[2] FISCHMAN A M, SWINBURNE N C, PATEL R S. A technical guide describing the use of transradial access technique for endovascular interventions[J]. Techniques in Vascular and Interventional Radiology, 2015, 18(2): 58—65.

[3] ZUSSMAN B M, TONETTI D A, STONE J. Maturing institutional experience with the transradial approach for diagnostic cerebral arteriography: overcoming the learning curve[J]. Journal of Neurointerventional Surgery, 2019, 11 (12): 1235—1238.

4 远桡动脉穿刺技巧

目前，经桡动脉入路（TRA）已经在经皮冠状动脉介入治疗（percutaneous coronary intervention，PCI）、外周诊断和血运重建等手术中普及，且被认为是PCI的一种默认策略。TRA也有一些缺点，最常见的并发症之一是桡动脉闭塞（radial artery occlusion，RAO）。由于手的双重血供，一般RAO是无症状和被忽视的，但该段桡动脉在冠状动脉旁路移植术、血液透析内瘘准备、反复PCI等方面具有重要的应用价值。因此，预防RAO的发生十分重要。Kaledin A等于2014年首先报道了经鼻烟窝穿刺行冠脉介入治疗。左侧远桡动脉入路（left distal transradial access，ldTRA）于2017年开始被用于冠脉介入诊疗。dTRA的独特优势主要包括：远桡动脉位置更加表浅、压迫止血时不会阻塞静脉、动脉闭塞发生率低、即使动脉闭塞也不会影响桡动脉的近端血流、患者和术者的舒适性提高和容易加压包扎止血等。dTRA更加适合以下人群：桡动脉穿刺造成血肿或动脉痉挛患者、需经左侧桡动脉入路行介入诊疗的患者、桡动脉闭塞患者、潜在冠脉搭桥患者以及桡动脉解剖结构特殊的患者。

dTRA过程如下。

4.1 体位

（1）右远桡穿刺，患者前臂置于旋前和旋后的中间位置，穿刺手取休息位，即腕关节轻微屈曲和内旋，并偏向尺侧（10°～15°），第4～5指头微屈。术者站在患者右侧操作。

（2）左远桡穿刺，当术者在患者右侧穿刺时，可将患者左手放于下腹部，嘱其做抓腰带动作，此体位对于患者和术者均较为舒适（图4.1和图4.2）。

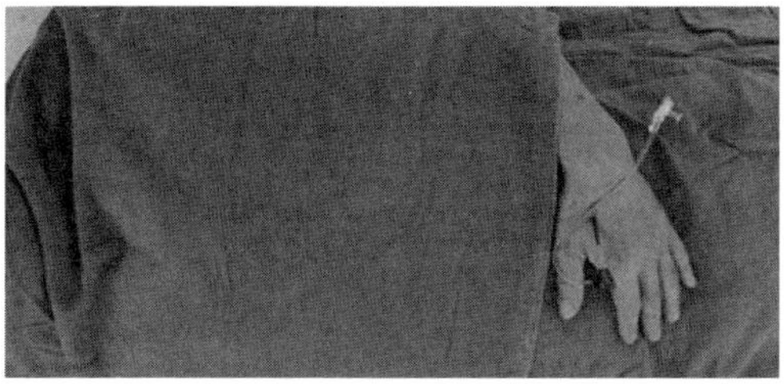

图4.1 左侧dTRA体位

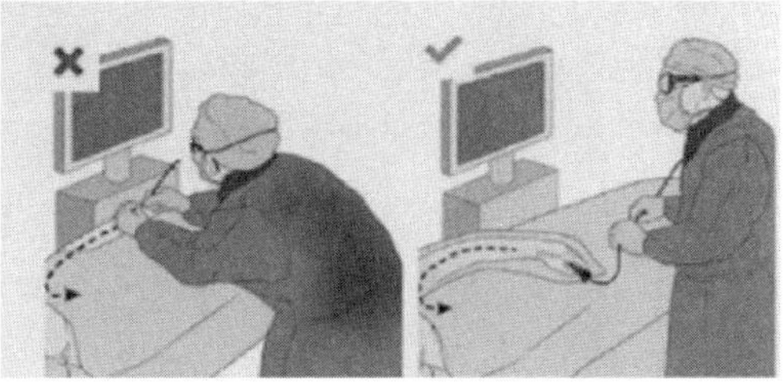

图4.2 医患均较舒适的体位

4.2 穿刺点

当远桡动脉搏动可被触及时,可选择鼻烟窝(snuffbox)和第一掌骨间隙(first intermetacarpal space)作为穿刺点(图4.3)。鼻烟窝是拇长伸肌腱、拇短伸肌腱和拇长展肌等结构围成的凹陷,在腕和手背桡侧,拇指充分外展和背伸时可以观察到此凹陷。第一掌骨间隙在拇长伸肌与第2掌骨夹角的顶点处,远桡动脉恰好于此走行(图4.4)。如不能触及动脉搏动,可将第一掌骨和第二掌骨交汇处的径向顶点作为穿刺的骨性标志,进行盲穿(图4.5)。为避免穿入桡动脉分支,穿刺点应尽量接近鼻烟窝或第一掌骨间隙近端。

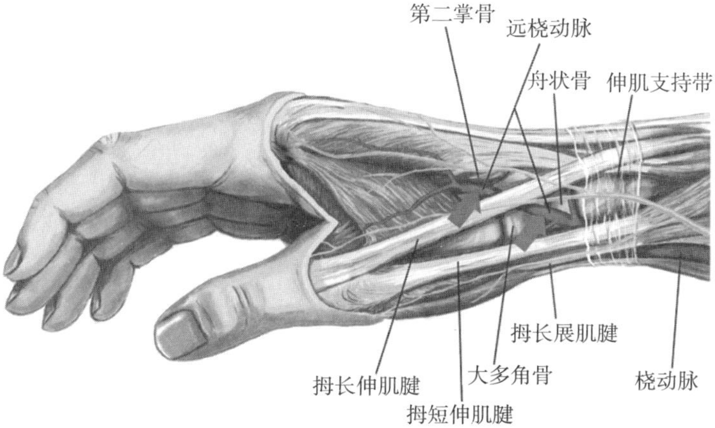

图4.3 近心端箭头指向鼻烟窝穿刺点,远心端箭头指向第一掌骨间隙穿刺点

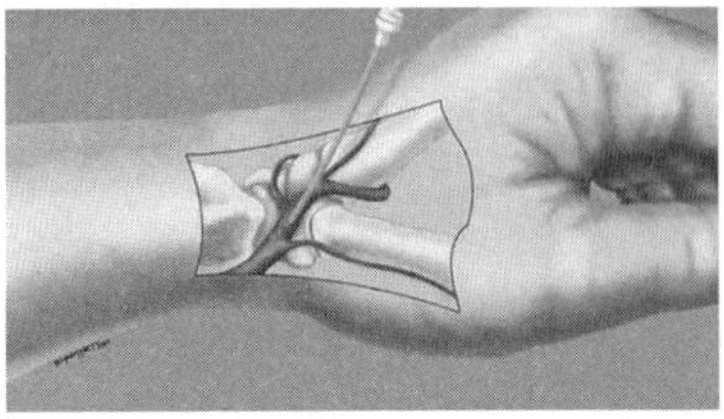

图4.4　第一、二掌骨的径向顶点

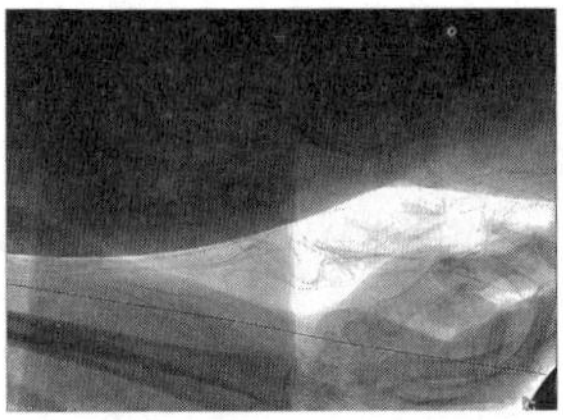

图4.5　第一、二掌骨的径向顶点

4.3 穿刺

消毒和麻醉后，开始穿刺，可选用套管针或裸钢针进针，进针角度因人而异。Kiemeneij建议的进针角度为30°～45°。更小的角度可降低穿刺到骨膜的可能性，减少患者的疼痛，但是针尖容易滑过桡动脉。建议以改良的Seldinger技术进行穿刺，避免刺中骨膜引起剧烈疼痛。穿刺成功后，用导丝将动脉鞘导入桡动脉。穿刺不中时，不要急于拔出穿刺针，最好将针头留在皮下，用指尖感受清楚针体与桡动脉的位置关系后再调整方向。绝大多数的时候，回血应为喷出或成股流出，若一滴滴流出，警惕误入静脉(不要轻易置鞘)。若回血良好而导丝难以置入，不要轻易退出套管针，可能会丧失仅有的一次成功机会，可以将导丝头端塑小弯后旋转送入导丝，或更换PTCA导丝。注意：一旦远桡动脉痉挛或者形成皮下血肿，将大大增加穿刺难度，应尽量避免此类情况发生。

4.4 止血

拔除鞘管后，采用握手法压迫止血(图4.6)，然后用纱布卷和弹力绷带“8”字形加压包扎穿刺部位约3h(图4.7和图4.8)。事实上，只用纱布和绷带加压包扎，不用手按压也是有效的。有报道使用两步止血法：远桡动脉穿刺点使用纱布和弹力绷带压迫，近端常规TRA部位使用气囊(TR-band)压迫止血，TR-band缓慢放气，2h后移除纱布和绷带，4h后拆除TR-band。也有报道使用大号TR-band压迫鼻烟窝区域，完成止血。事实上，不论哪种方式均可有效止血。远桡动脉穿刺止血时无须固定腕部，患者舒适性更高。

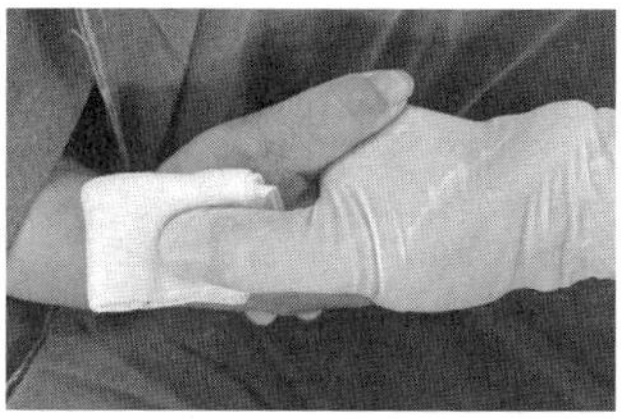

图4.6 握手法

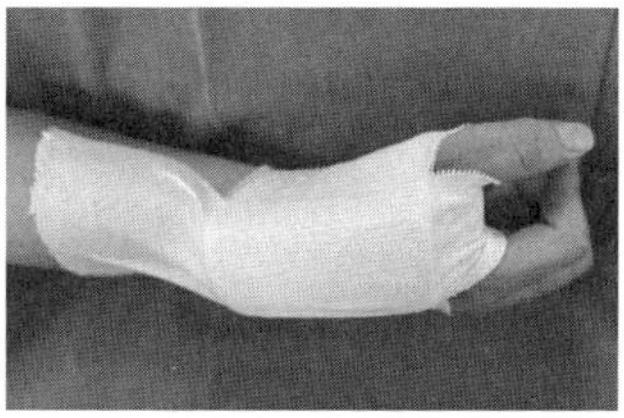

图4.7 纱布卷和弹力绷带加压包扎

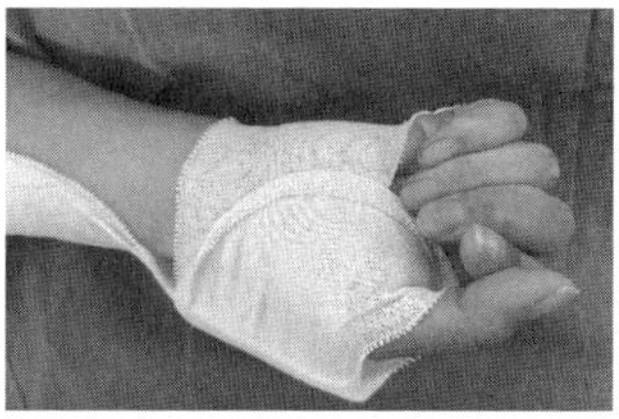

图4.8 “8”字形包扎

4.5 dTRA 失败原因及对策

(1) 远桡动脉迂曲,导丝难以通过迂曲的动脉,可在导丝末端塑小弯,旋转送入导丝。

(2) 远桡动脉细小,术前超声评估远桡动脉,远桡动脉纤细者避免穿刺。

(3) 进入分支血管,远桡动脉分支较多,导丝容易进入这些分支。处理方法为在透视下调整导丝方向,使其沿主干走行。也可在套管内行路图后再送入导丝。

(4) 穿刺角度过大,导丝送入困难。可轻压套管,再送入导丝。

经远桡动脉入路可减少桡动脉闭塞,提高患者舒适性,减少术者的射线暴露剂量,将来可能成为神经介入检查甚至治疗的常规入路。

参考文献

[1] KIEMENEIJ F. Left distal transradial access in the anatomical snuffbox for coronary angiography (ldTRA) and interventions (ldTRI) [J]. EuroIntervention: Journal of EuroPCR in Collaboration with the Working Group on Interventional Cardiology of the European Society of Cardiology, 2017, 13(7): 851—857.

[2]《经远端桡动脉行冠状动脉介入诊疗中国专家共识》专家组, 大拇指俱乐部. 经远端桡动脉行冠状动脉介入诊疗中国专家共识[J]. 中国介入心脏病学杂志, 2020, 28(12): 667—674.

[3] TSIGKAS G, PAPAGEORGIOU A, MOULIAS A. Distal or traditional transradial access site for coronary procedures: a single—center, randomized study

[J]. JACC. Cardiovascular interventions, 2022, 15(1): 22—32.
[4] FENG H, FANG Z, ZHOU S. Left distal transradial approach for coronary intervention: insights from early clinical experience and future directions[J]. Cardiology Research and Practice, 2019: 8671306.
[5] 刘新峰，刘锐，代成波，等. 经桡动脉或远端桡动脉入路行脑血管介入操作中国专家共识[J]. 中国脑血管病杂志，2023，20：63—73.
[6] 蔡高军，师干伟，李峰，等. 如何提高经远端桡动脉入径穿刺成功率、"曲径通幽"？基于两千余病例的经验总结[J]. 中国全科医学，2023，26(27)：3361—3365+3382.

5 桡动脉及远桡动脉穿刺并发症的防治

尽管TRA和dTRA的安全性优于TFA，但仍存在桡动脉闭塞、痉挛、穿孔、出血等并发症。预防、识别和处理这些并发症是TRA和dTRA操作的重要部分。

5.1 桡动脉闭塞

术后桡动脉闭塞(radial artery occlusions，RAO)是一个令人关注的问题。RAO影响患者将来的经桡动脉入路手术、冠状动脉旁路移植术和血液透析动静脉内瘘中使用相同的动脉。一项荟萃分析(来自12个试验的5258例患者)中的随机临床试验显示，早期RAO发生率为7.7%，＞1周随访时降至5.5%。

5.1.1 RAO的病理生理学和危险因素

TRA早期RAO机制为导管相关的内皮和血管损伤、局部高凝状态以及压迫止血导致的血流量减少等因素共同作用下，动脉内血栓急性形成。慢性RAO是由于血管平滑肌增生引起的内膜—中膜增厚。不可改变的危险因素为高龄、女性、低体重指数、糖尿病、种族(南亚起源)和既往TRA操作。操作过程中的危险因素包括多次桡动脉穿刺、鞘和动脉直径比增加、缺乏阿司匹林预处理、缺乏或者低剂量围手术期抗凝。RAO术后危险因素为非通畅止血和更长的压迫时间。

5.1.2 桡动脉闭塞的临床表现

手部有掌深弓和掌浅弓供血，侧枝丰富，RAO一般为非症状性。少数患者表现为手部发绀、苍白、皮温下降、疼痛。可以通过桡动脉造影或者超声检查确认(图

5.1和图5.2)。

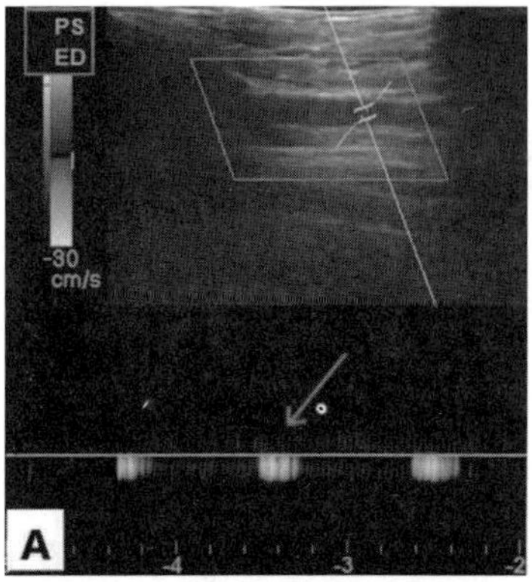

图5.1　超声提示RAO(箭头)

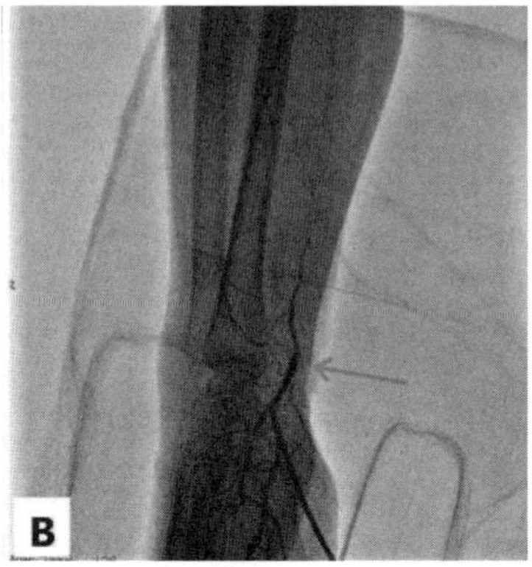

图5.2　造影提示RAO(箭头)

5.1.3 减少RAO的关键措施

(1) 减少鞘管和导管的外径。使用外径大于桡动脉内径的鞘管会促进血管壁牵拉和损伤,同时也会导致血流减少、内皮功能障碍和慢性重构,导致RAO的风险增加。事实上,在使用4F鞘的研究中,RAO的发生率为0%,在使用5F鞘的研究中,RAO的发生率为2%,而在使用6F和7F鞘的研究中,RAO的发生率分别上升到11%和19.5%。0.088英寸(2.24 mm)内径高性能长鞘的外径虽与普通6F动脉鞘相当,却提供了与8F导引导管相当的内腔。无鞘TRA技术可以克服桡动脉直径对神经介入的限制。术前超声评估可避免血管—鞘管不匹配的情况出现。

(2) 围手术期充分抗凝。由于血栓形成是导致早期RAO的关键因素,充分的抗凝是预防RAO的重要方法。总体而言,使用“高剂量”肝素(即5000 IU或75 IU/kg)与“低剂量”肝素(< 5000 IU或50 IU/kg体重)相比,RAO率显著降低。但在TRA期间,什么应该被认为是“充分”的抗凝仍然存在争论。最近,多中心随机研究SPIRIT OF ARTEMIS将1836例接受TRA诊断性冠状动脉造影的患者随机分配到高剂量肝素组(100 IU/kg体重)或标准剂量肝素组(50 IU/kg体重)。与标准剂量组相比,高剂量肝素组RAO发生率明显降低(3.0% vs 8.1%;$P < 0.001$),且局部血肿和出血事件无明显增加。同一作者对其整合数据库进行了汇总分析,结果显示肝素剂量>75 IU/kg与< 50 IU/kg相比,可使RAO

风险降低80%。

(3) 通畅止血法。压迫止血过程中桡动脉血栓形成是早期RAO的重要原因。通畅止血法(patent hemostasis)要求压迫止血过程中,通过桡动脉的顺行血流持续存在。首先使用压迫装置完全阻断桡动脉血流,此时再手动压迫尺动脉的同时缓慢放松桡动脉压迫装置。通过指脉氧观察氧饱和度波形,当波形恢复正常时即提示桡动脉的前向血流已恢复,此时即为合适的压迫状态。在止血过程中维持桡动脉前向血流是预防RAO的一种有效方法。

(4) 尺、桡动脉同时压迫(simultaneous ulnar and radial artery compression, SURC)。由于前臂和手掌循环广泛的侧支循环,桡动脉和尺动脉具有重要的血流动力学相互依赖关系。压迫尺动脉可以增加桡动脉的血流量。在PROPHET-Ⅱ研究中,研究组的患者完成手术后,先用压迫装置阻断尺动脉血流,然后采用通畅止血法压迫穿刺点桡动脉。压迫尺动脉组的24 h和30 d RAO的发生率分别从4.3%降至1.0%、从3.0%降至0.9%。随着专用双压迫装置的进一步发展,SURC可能会被广泛应用。

(5) 缩短止血压迫时间。预防RAO的另一个重要方法是缩短止血的压迫时间。事实上,通常止血和止血时间对RAO的影响是紧密联系、相互依存的。在初次止血失败的情况下,较长的止血时间会进一步增加RAO的风险。

(6) 术后抗凝。术后服用利伐沙班可能会减少TRA后短期和长期RAO的发生率,但其作用仍需要大规模的临床试验来证明。

5.1.4 RAO的治疗

桡动脉闭塞一般不会产生严重临床影响,但是保持桡动脉通畅性对将来的经桡动脉治疗和动静脉造瘘有重要意义。对于早期RAO,可考虑使用低分子肝素或暂时性尺动脉压迫的方法。使用低分子肝素治疗1～4周,桡动脉再通成功率为86.7%。也有报道TRA冠脉造影后RAO患者,口服阿哌沙班5 mg/d×30 d可使闭塞桡动脉再通。止血后数小时内发生的急性桡动脉闭塞可以通过压迫尺动脉1 h促进桡动脉再通。使用顺行或逆行技术对RAO进行有创再通也有报道,在有症状的手部缺血或临床上需要重新开放闭塞的桡动脉进行TRA手术时,可以考虑使用。

5.2 桡动脉痉挛

桡动脉痉挛是经桡动脉手术最常见的并发症之一，桡动脉痉挛发生率的报道从4%至20%不等。其病理生理学机制为桡动脉壁上有丰富的肾上腺素受体，当其受到导管操作、拉伸和局部创伤刺激时，血管活性增加，导致平滑肌收缩。桡动脉痉挛经常与小桡动脉有关，例如高位桡动脉。手臂疼痛是桡动脉痉挛最常见的临床表现。造影可见桡动脉呈“串珠”样改变(图5.3)。桡动脉痉挛的危险因素包括血脂异常、女性、吸烟、低体重指数、桡动脉直径小、桡动脉变异和焦虑等。与手术有关的因素包括穿刺次数、过度的导管操作、血管造影和/或介入治疗的时间、使用较多的导管等。

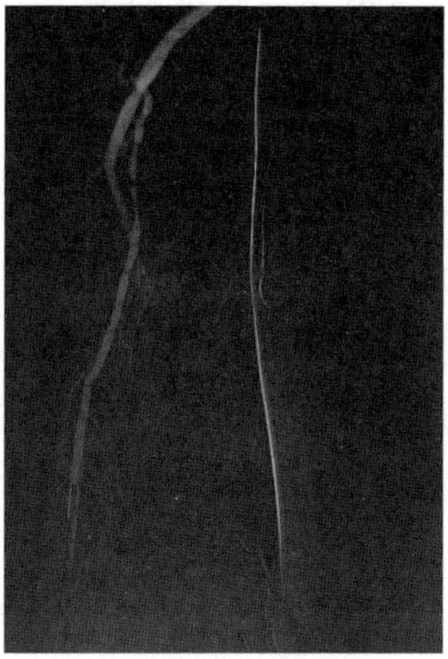

图5.3　路图显示桡动脉痉挛

5.2.1 桡动脉痉挛的预防措施

(1) 系统的镇痛和镇静。焦虑会增加交感神经的兴奋性，导致血管痉挛。使用镇痛剂和镇静剂，可以减轻患者的焦虑，预防桡动脉痉挛。

(2) 桡动脉通路部位的局部麻醉。用利多卡因进行局部麻醉可以减少与动脉穿刺和置鞘管有关的疼痛，从而减少通路部位的痉挛。

(3) 超声引导下动脉穿刺，以减少重复穿刺对动脉壁的刺激。

(4) 在置入鞘管后立即使用解痉剂。美国心脏协会(American Heart Association，AHA)建议在插入鞘后、交换导管和拔鞘前动脉内使用维拉帕米(2.5～5 mg)、硝酸甘油(100～200 μg)或尼卡地平(250～500 μg)来减少桡动脉痉挛。如果担心解痉药物导致低血压,最初应使用较低剂量的解痉剂,然后在手术中需要时再重复使用。

(5) 使用较小尺寸的亲水动脉鞘,使用外径较小的亲水鞘和导管有助于预防动脉痉挛和提高病人的舒适度,而鞘的长度对血管痉挛并无影响。

(6) 最大限度地减少导管的交换和操作。

5.2.2 桡动脉痉挛的处理

一旦发生桡动脉痉挛,可以通过以下方式处理。

(1) 暂停操作数分钟。

(2) 额外追加镇痛或镇静药物。

(3) 通过动脉鞘追加解痉药物。

(4) 全身性使用硝酸甘油(舌下含服或静脉注射)。

(5) 血管近端血压袖带充气压迫和局部热敷。将血压袖带充气至高于收缩压3～5 min,然后放气。或前臂加热,诱发桡动脉的充血和扩张,有可能缓解桡动脉痉挛。

(6) 桡神经阻断,严重的痉挛可能会导致桡动脉内陷或导管被“抱死”。如果桡动脉痉挛严重且对上述疗法无效,超声引导下的桡神经阻滞是有效的办法之一,特别是当有导管或鞘管被“抱死”时。

(7) 异丙酚深度镇静或全身麻醉。

5.3　动脉穿孔或夹层

桡动脉穿孔是一种罕见的并发症,通常是由于导丝进入桡动脉的一个小分支中导致其破裂,或者由于导管尖端在推进时“切割”动脉壁而造成。正因为如此,在感觉到阻力时应避免暴力推进导丝,而应将导丝拉回并重新定向。桡动脉穿孔的发生率小于1%,不过一旦发生,往往会导致前臂血肿。桡动脉穿孔的危险因素包括女性、身材矮小、过度抗凝以及暴力的导丝操作。使用亲水导丝与穿孔的风险增加有关。桡动脉穿孔的表现为手臂疼痛,并形成前臂血肿(图5.4),可能会发展为骨筋膜室综合征(图5.5)。有时手臂疼痛表现并不明显,在X线下看到造影剂外泄可以诊断桡动脉穿孔(图5.6)。彩色多普勒超声也可用于定位活动性出血的部位。为预防桡动脉穿孔,建议在透视下送入导丝和导管,可避免导丝误入动脉分支。使用J型导丝几乎不会进入动脉侧枝,而使用普通亲水导丝,可能会误入肱动脉和锁骨下动脉的分支,引起穿孔和血肿(图5.7和图5.8)。术中一旦发现桡动脉穿孔,可以通过置入动脉鞘来闭合出血点。桡动脉远端穿孔可尝试送入长鞘压闭出血点。锁骨下动脉的夹层和穿孔是TRA介入治疗的罕见并发症,由于无法压迫,处理起来非常棘手,在穿孔位置植入覆膜支架可能止血,但锁骨下动脉分支较多,操作风险和止血难度均较高。

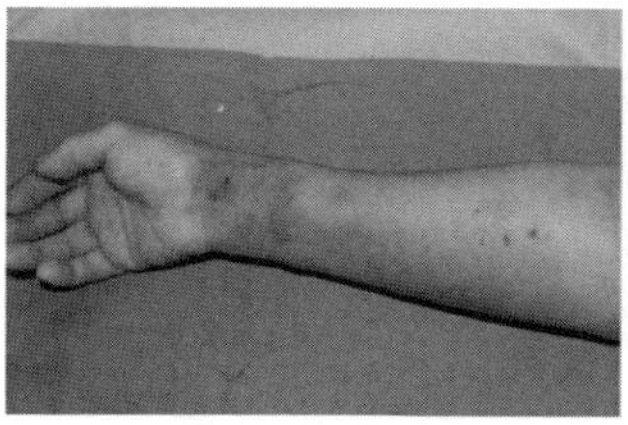
图5.4　前臂血肿

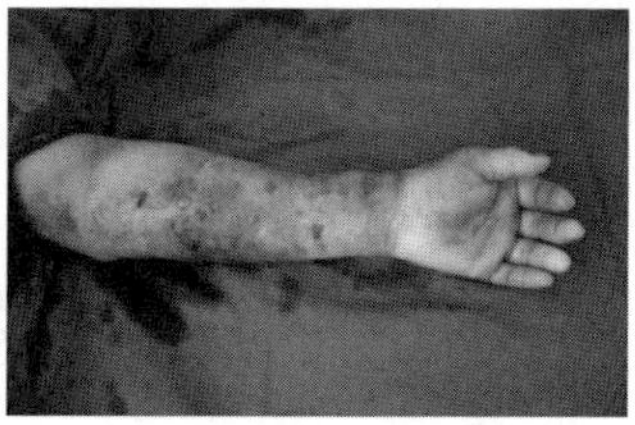
图5.5　前臂骨筋膜室综合征

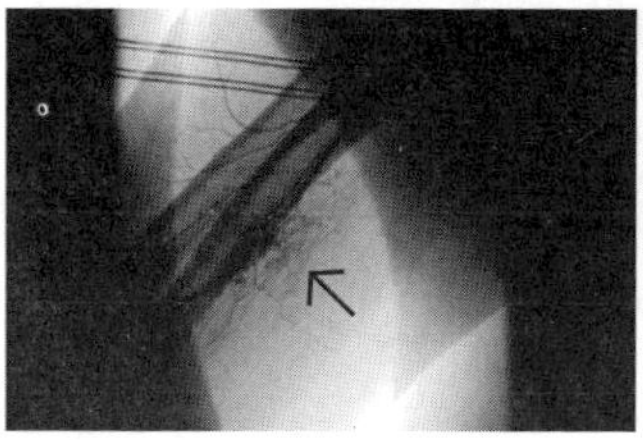
图5.6　造影剂外泄(箭头)

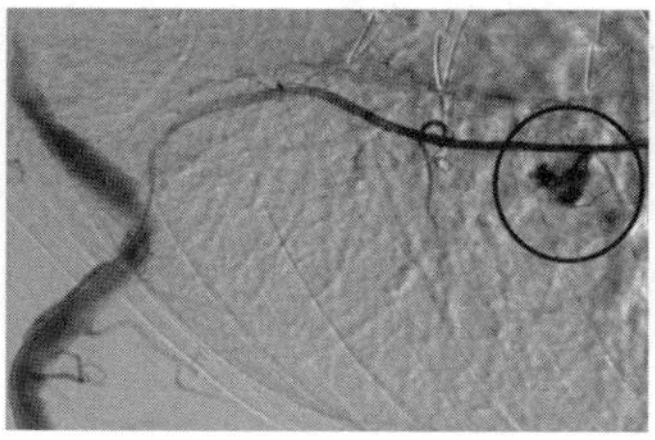
图5.7　右侧内乳动脉穿孔,造影剂泄漏(圆圈处)

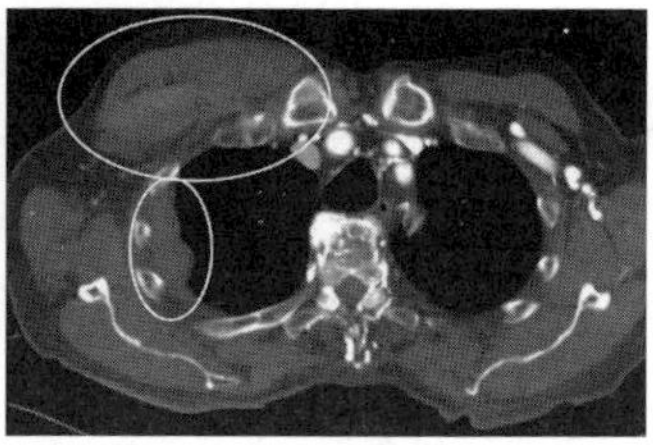
图5.8　内乳动脉破裂导致胸肌间血肿(大椭圆)、血胸形成(小椭圆)

5.4　出血和血肿

TRA的主要优点之一是穿刺部位出血并发症少,因桡动脉远端走行于桡骨上,穿刺点出血可以被预防或控制。但以下几种情况需要注意。

(1) 压迫装置应用不当、装置错位或充气不足。另外,由于桡动脉接受掌弓旁路的逆行血流，必须对穿刺点的近端和远端都进行压迫才能有效止血。

（2）入路导丝穿透了桡动脉的小侧支导致出血。

（3）如血肿形成，可使用血压袖带充气至收缩压，并在1～2 h内逐渐释放。局部压迫可促进血肿消散，减轻其对神经和血管的压迫（图5.9）。

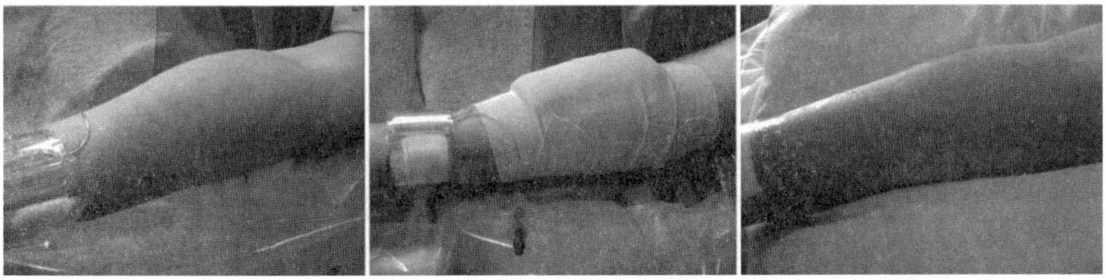

图5.9　PCI术后前臂血肿，加压包扎，次日血肿消失

5.5　动静脉瘘

在TRA过程中，针或鞘可能会穿透动脉和静脉壁。然而，经TRA术后发生医源性动静脉瘘是罕见的。桡动脉动静脉瘘表现为血管通路部位的疼痛和肿胀，检查时可有触痛，超声可显示五彩高速血流（图5.10和图5.11）。大的动静脉瘘可能导致动脉壁的瘤样变，增加破裂和出血的风险。使用超声引导下建立血管通路，尽量减少穿刺次数，使用较小尺寸的鞘，可以减少动静脉瘘的发生率。小的动静脉瘘可以用保守的方法处理。如果瘘管由于动脉盗血现象或上肢静脉充血而导致手痛，则应考虑进行手术修复。血管内栓塞术可治疗TRA术后的动静脉瘘。大的、有症状的动静脉瘘，可能需要进行结扎、切除或修复等手术干预。

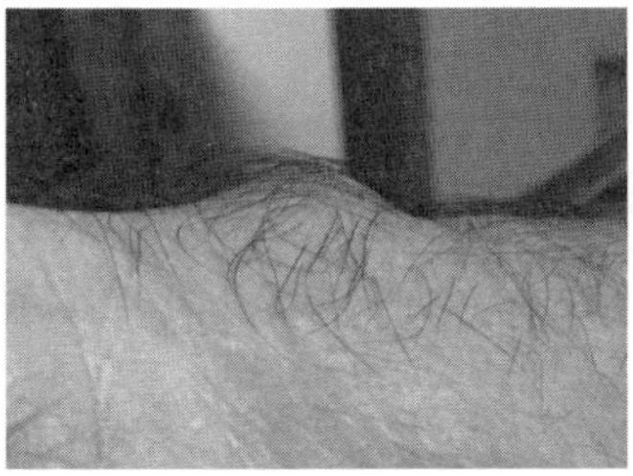

图5.10　桡动脉动静脉瘘

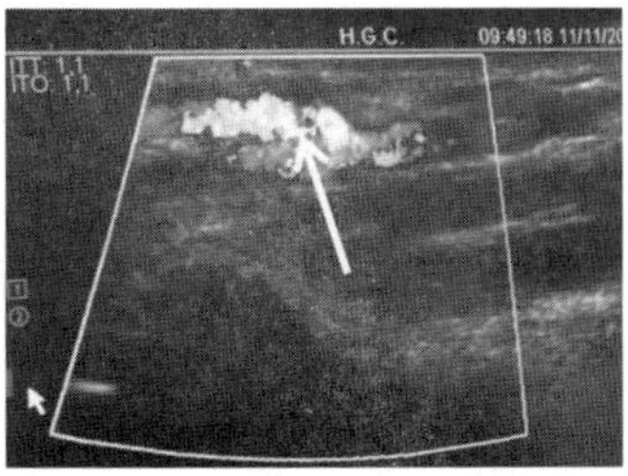

图5.11　超声下的“五彩血流”

5.6 神经损伤和手功能障碍

经桡动脉手术后的神经系统损伤极为罕见，因为桡动脉的穿刺部位并无神经走行。然而，经桡动脉手术后，持续数天局部刺痛和麻木的情况并不少见。TRA后的疼痛是最常见的肢体功能障碍形式之一。手部功能障碍或神经症状的机制尚不清楚，可能与穿刺点附近的肌肉或肌腱的直接损伤有关，或与存在解剖学变异的神经束的损伤有关。神经系统后遗症也可能来自血肿对神经系统结构的间接压迫，或由于供应手部的神经短暂或永久缺血。由于神经相关的并发症很罕见，因此对其治疗没有明确的、系统的、基于证据的建议。如果TRA后神经损伤症状不能自行缓解，可考虑对症治疗，包括固定、服用非甾体抗炎药、服用选择性5-羟色胺再摄取抑制剂（SSRIs）、局部皮质激素封闭、物理治疗等。在严重的病例中，即使经过几个月的物理和药物治疗，也可能只是部分恢复。

5.7 假性动脉瘤

在对13 216名接受经桡动脉手术患者进行的回顾性分析中，桡动脉假性动脉瘤的发生率为0.08%。接受诊断性手术和治疗性手术的患者在发病率上没有差异。老年患者更容易出现假性动脉瘤。抗凝和不充分的止血可能导致延迟出血，是假性动脉瘤发生的一个重要诱因。最常见的临床特征是止血后数小时内出现疼痛和肿胀，可以通过超声评估来确认诊断。处理方法一般是单纯的手动按压。有报道在假性动脉瘤颈部的远端穿刺并植入6F鞘管，使鞘管跨过假性动脉瘤，这将导致假性动脉瘤囊内血栓形成，同时保持桡动脉的通畅。不建议注射凝血酶，因为短瘤颈的特点可能会使凝血酶散布到手部的动脉循环中，导致血栓形成和缺血。当假性动脉瘤较大时，应进行血管外科会诊以评估假性动脉瘤切除的必要性。

参考文献

[1] RASHID M, KWOK C S, PANCHOLY S. Radial artery occlusion after transradial interventions: A systematic review and Meta-analysis[J]. Journal of the American Heart Association, 2016, 5(1): e002686.

[2] AMINIAN A, SGUEGLIA G A, WIEMER M. Distal versus conventional radial Access for Coronary Angiography and Intervention: The DISCO RADIAL Trial[J]. JACC. Cardiovascular interventions, 2022, 15(12): 1191—1201.

[3] KOROTKIKH A, BABUNASHVILI A, KALEDIN A. Distal radiation access as an Alternative to Conventional Radial Access for Coronary Angiography and Percutaneous Coronary Interventions (According to TENDERA Trial)[J]. Current Problems in Cardiology, 2023, 48(4): 101546.

[4] ACHIM A, KÁKONYI K, JAMBRIK Z. Distal radial artery access for recanalization of Radial Artery Occlusion and Repeat Intervention: A Single Center Experience[J]. Journal of Clinical Medicine, 2022, 11(23): 6916.

[5] HAHALIS G N, LEOPOULOU M, TSIGKAS G. Multicenter randomized Evaluation of High Versus Standard Heparin Dose on Incident Radial Arterial Occlusion After Transradial Coronary Angiography: The SPIRIT OF ARTEMIS Study [J]. JACC. Cardiovascular interventions, 2018, 11 (22): 2241—2250.

[6] ZANKL A R, ANDRASSY M, VOLZ C. Radial artery thrombosis following transradial coronary angiography: Incidence and rationale for treatment of symptomatic patients with low-molecular-weight heparins[J]. Clinical Research in Cardiology, 2010, 99(12): 841—847.

[7] ROY S, CHOXI R, WASILEWSKI M. Novel oral anticoagulants in the treatment of radial artery occlusion[J]. Catheterization and Cardiovascular Interventions: Official Journal of the Society for Cardiac Angiography & Interventions, 2021, 98(6): 1133—1137.

[8] SHI G, LI F, ZHANG L. Retrograde recanalization of occluded radial artery: A Single-Centre Experience and Literature Review [J]. Journal of Endovascular Therapy: An Official Journal of the International Society of Endovascular Specialists, 2022, 29(5): 755—762.

[9] LEE Y K, LEE S H, KWON T Y. Acute compartment syndrome of the forearm associated with transradial coronary intervention [J]. The Journal of Hand Surgery, European Volume, 2020, 45(8): 852—856.

[10] KANEI Y, KWAN T, NAKRA N C. Transradial cardiac catheterization: A review of access site complications[J]. Catheterization and Cardiovascular Interventions: Official Journal of the Society for Cardiac Angiography & Interventions, 2011, 78(6): 840—846.

[11] ABECASSIS I J, SAINI V, COHEN M G. Unexpected internal mammary Artery Perforation During Transradial Access for a Neuroendovascular Procedure[J]. JACC. Case reports, 2021, 3(9): 1187—1190.

[12] REGUEIRO A, FREIXA X, BARTOLOMÉ Y. Successful percutaneous treatment of an arteriovenous fistula after radial primary percutaneous coronary intervention[J]. JACC. Cardiovascular interventions, 2014, 7(9): e123—124.

[13] AYYAZ UL HAQ M, RASHID M, GILCHRIST I C. Incidence and clinical Course of Limb Dysfunction Post Cardiac Catheterization: A Systematic Review[J]. Circulation Journal: Official Journal of the Japanese Circulation Society, 2018, 82(11): 2736—2744.

[14] BABUNASHVILI A M, PANCHOLY S B, KARTASHOV D S. New technique for treatment of postcatheterization radial artery pseudoaneurysm [J]. Catheterization and Cardiovascular Interventions: Official Journal of the Society for Cardiac Angiography & Interventions, 2017, 89(3): 393—398.

[15] MASON P J, SHAH B, TAMIS—HOLLAND J E. An update on radial artery Access and Best Practices for Transradial Coronary Angiography and Intervention in Acute Coronary Syndrome: A Scientific Statement From the American Heart Association[J]. Circulation. Cardiovascular Interventions, 2018, 11(9): e000035.

6 桡动脉入路神经介入诊疗术前评估及病人选择

虽然桡动脉入路有前言中所述的十大优点，但经桡动脉入路仍与多种并发症有关。例如桡动脉痉挛、闭塞、穿孔、前臂血肿和筋膜室综合征等。较少见的并发症包括假性动脉瘤、动静脉瘘和无菌性脓肿形成等。另外，有研究表明经桡动脉全脑血管造影患者会在脑血管造影期间出现比经股动脉全脑血管造影较多的DWI弥散受限病灶。最后是操作者缺乏对新技术的熟悉，在学习曲线开始时的辐射暴露增加，以及缺乏专门为桡动脉设计的手术器材及设备等。

6.1 桡动脉的评估

桡动脉直径过小和发育异常是导致经桡动脉失败的重要原因。因此，术前行桡动脉(包括尺动脉)超声检查对评估经桡的可行性及指导通路材料的选择具有很大的价值。脑血管造影通常可采用4F或5F造影管完成，而应用5F动脉鞘则通常需要桡动脉直径≥1.5 mm。大部分神经介入治疗需放置6F/7F动脉鞘以建立通路，建议桡动脉直径≥2.3 mm。动脉鞘与桡动脉的直径比是桡动脉闭塞和痉挛的重要决定因素。对于桡动脉直径<2.0 mm的患者，置入6F及以上动脉鞘管容易导致桡动脉闭塞或痉挛。6F高性能支持导管、经桡专用导管及其他高性能长鞘为经桡动脉神经介入提供了大腔通路的解决方案。使用各种鞘管(表6.1)建立通路前，需评估桡动脉的直径能否耐受，否则在上行鞘管的过程中，阻力较大、患者右上肢疼痛明显且桡动脉易发生痉挛和闭塞。

表 6.1　经桡动脉神经介入常用鞘管尺寸

鞘管	内径(mm)	外径(mm)
5F 桡动脉鞘	1.8	2.2
6F 桡动脉鞘	2.1	2.5
6.5F 桡动脉鞘	2.3	2.6
7F 薄壁鞘	2.5	2.8
6F MPD Guiding	1.8	2.0
7F MP Guiding	2.0	2.3
普通 6F 长鞘	2.2	2.5
普通 7F 长鞘	2.5	2.8
6F 高性能支持导管	1.7	2.0
6F 高性能长鞘	2.2	2.7
6F 经桡专用外导管	1.8	2.1
7F 经桡专用外导管	2.0	2.3

备注：1 inch=25.4 mm。

目前突破桡动脉直径限制的方法主要有两种。第一种是“鸡尾酒”疗法。在充分的鸡尾酒(硝酸甘油+维拉帕米+肝素)作用下，桡动脉直径可舒张0.2 mm左右。第二种是无鞘技术。不使用动脉鞘管而在其他器械(比如球囊)的辅助下直接将通路导管置入桡动脉建立通路完成血管内操作被称为无鞘经桡技术。技术流程如下(图6.1～图6.6)。

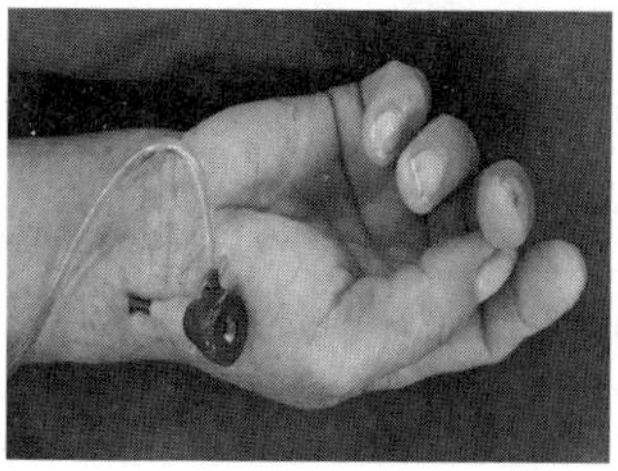

图6.1　穿刺置入短鞘

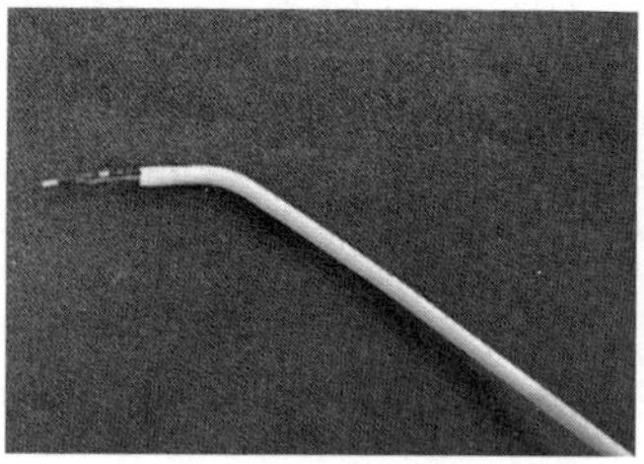

图6.2　准备球囊及导管

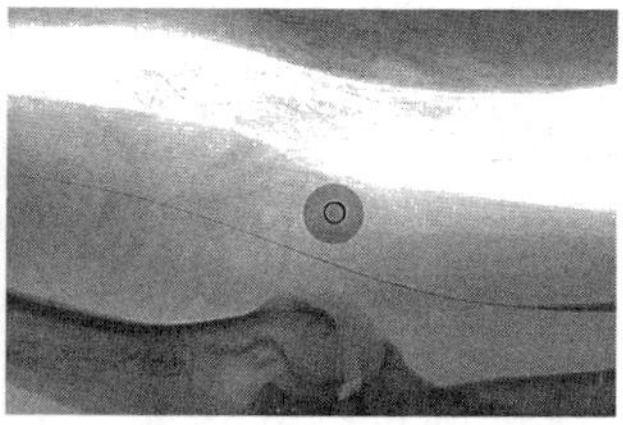

图6.3　0.014 inch导丝通过短鞘置于肱动脉

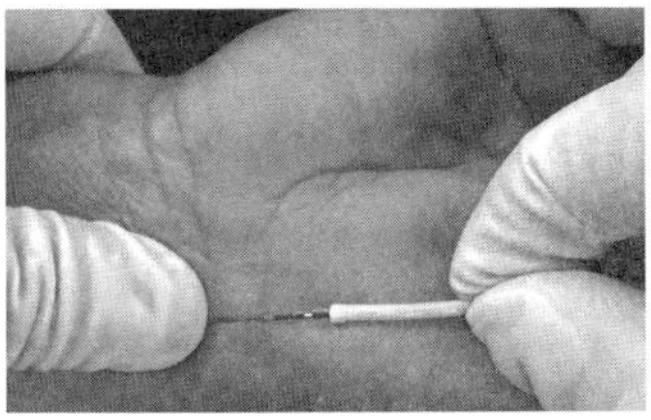

图6.4　退出短鞘，充盈球囊，沿0.014 inch导丝送入导管

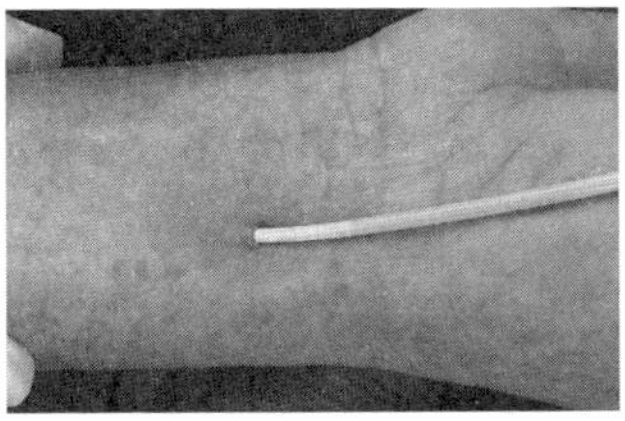

图6.5　置入Guiding

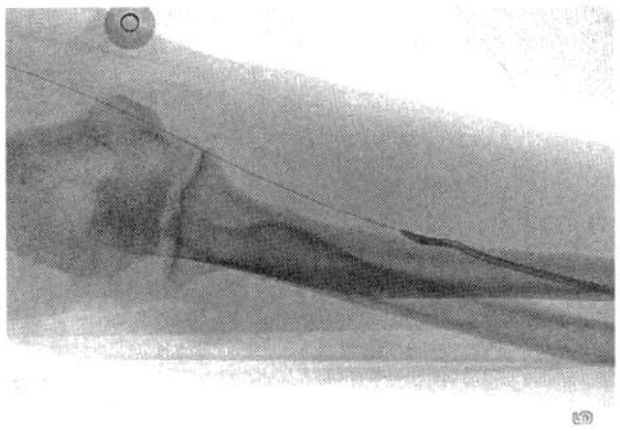

图6.6　透视图

6.2　主动脉弓及弓上血管的评估

主动脉弓弓型、弓上血管发育情况及迂曲程度是影响经桡动脉神经介入操作的重要因素。术前对弓上血管行无创影像学(CTA最佳)评估有助于制定经股或经桡的决策。建议重点关注以下内容:①主动脉弓的弓型及直径;②锁骨下动脉-头臂干有无双向迂曲(图6.7);③锁骨下动脉是否迷走;④颈总动脉的长度及颈外动脉是否闭塞(拟行颈内动脉起始部治疗时);⑤椎动脉起始与锁骨下动脉的夹角(拟行后循环治疗时)。椎动脉与锁骨下动脉远心端的夹角若小于30°,经同侧桡动脉路径进入椎动脉将比较困难;⑥虹吸弯迂曲程度及病变狭窄严重程度(拟行前循环颅内段治疗时)。

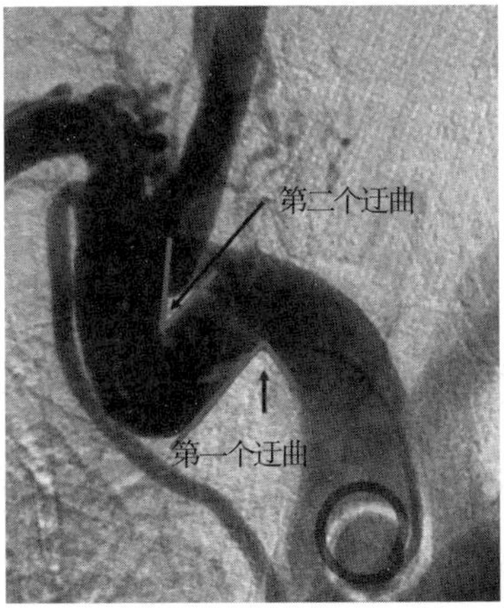

图6.7　锁骨下-头臂干双重弯曲

6.3 手掌血供代偿的评估

尽管手部血供具有桡动脉和尺动脉双供血的特点，但术后若发生桡动脉闭塞仍可能造成手部缺血，并可导致无法再经此桡动脉进行介入手术。1929年，Allen提出通过评估掌浅弓及掌深弓间的代偿情况预测桡动脉闭塞后手部发生缺血的风险。2004年提出的Barbeau试验其原理与Allen试验相同，但使用指脉氧监测代替目测手掌颜色，使操作更便捷、客观，较Allen试验更能反映手掌弓的侧支循环情况。但目前认为在接受经桡动脉介入的患者中，Allen和Barbeau试验均不能预测不良事件，也不增加手部缺血风险。因此，目前术前多不再进行手掌血供代偿评估。

6.4 其他评估

尺动脉向掌弓供血较多，但皮下位置较深，穿刺较为困难。其穿刺、置鞘和压迫方式与桡动脉相同。在桡动脉穿刺失败的情况下，尺动脉可作为替代路径，必要时超声引导下穿刺可提高成功率并降低并发症的发生率。

肱动脉相对较粗，能够兼容较大规格鞘管。但肱动脉穿刺术后神经损伤、皮下血肿及骨筋膜隔室综合征发生率高于桡动脉（图6.8和图6.9），应当谨慎选择，不应作为首选通路，建议作为次于桡动脉和股动脉后的第三选择。

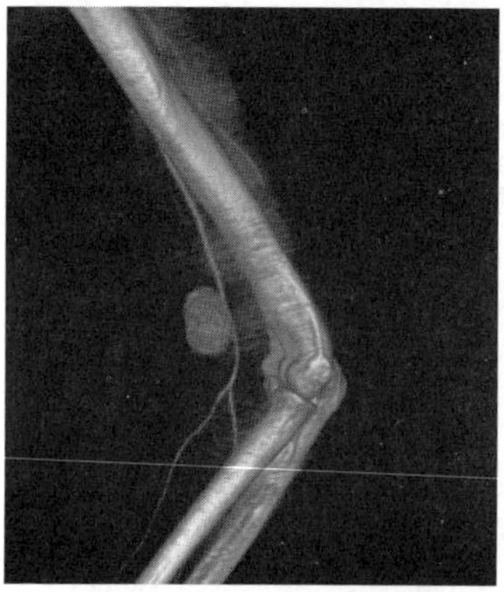

图6.8 肱动脉穿刺后假性动脉瘤

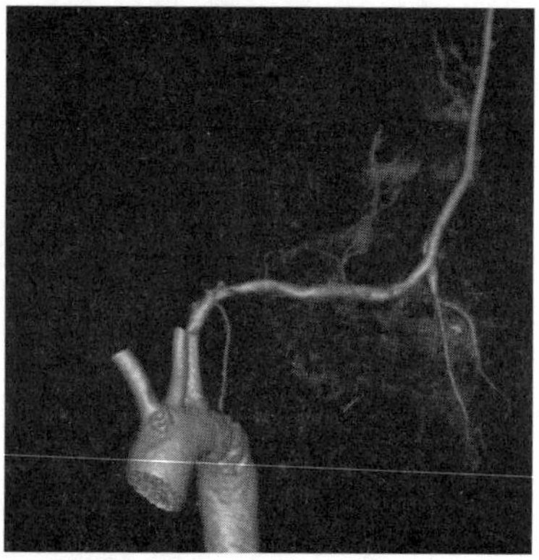

图6.9 肱动脉假性动脉瘤外科修补术后

若肱动脉拟留置8F动脉鞘，建议切开。肱动脉穿刺后，建议：①使用封堵器；②不管采用压迫器还是纱布卷压迫，均建议采用如图所示的小夹板固定，严格限制肘关节活动至少24 h(图6.10)。

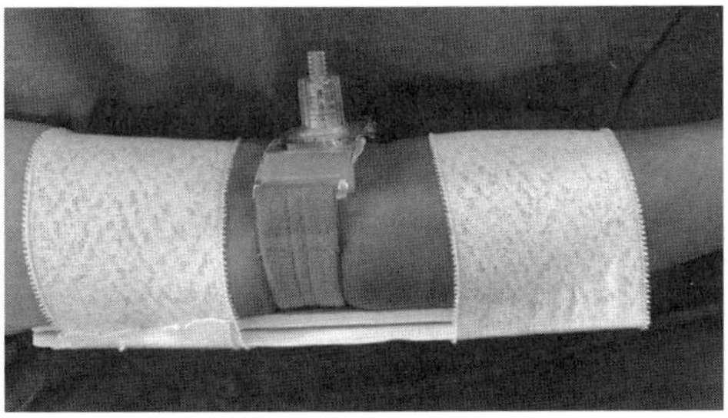

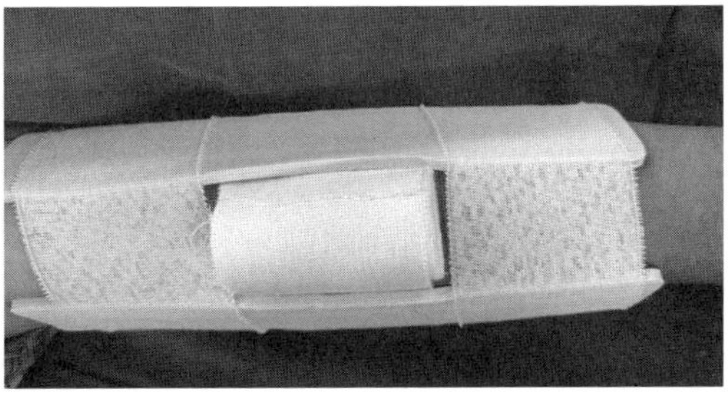

图6.10　肱动脉压迫及限制肘关节运动

双侧肱动脉血压检测有助于检出锁骨下动脉狭窄或闭塞，双上肢血压差大于20 mmHg，或者超声提示同侧锁骨下动脉存在明确的动脉粥样硬化斑块及狭窄时会增加经桡操作的难度及风险。

目前已有一些量表评估经桡动脉神经介入的难度(表6.2)。

表6.2　经桡动脉脑血管造影难度分级量表

变量	分数	临床相关内容
弯曲度(0～6分)		
存在双重锁骨下-头臂干弯曲†	3	Simmons导管成袢困难，增加透视时间
左侧颈动脉近端环状迂曲†	3	进入目标血管困难
桡动脉解剖(0～2分)		
桡动脉近端环状迂曲†	2	导管达到远端所需的额外的耗材及透视时间
主动脉弓解剖(0～5分)		
2型主动脉弓	1	较难进入目标血管
3型主动脉弓	2	较难进入目标血管
主动脉顶端直径大于28 mm†	2	Simmons导管成袢困难
其他因素(－2～17分)		
右锁骨下-椎动脉锐角†	2	右侧入路较难进入右侧椎动脉
左锁骨下-椎动脉锐角†	4	左侧入路较难进入左侧椎动脉

续表

变量	分数	临床相关内容
存在牛角形主动脉弓 †	−2	较易超选左侧颈动脉，而无须在弓里对Simmons导管成袢
存在畸形的右侧锁骨下动脉	11	Simmons导管非常难成袢和超选，推荐其他入路

注：根据以下分数确定等级：Ⅰ级<5分，容易；Ⅱ级5～9分，中等难度；Ⅲ级≥10分，困难。

† 与操作难度显著相关因素。

综上，以下情况可优先考虑桡动脉入路：①严重肥胖者；②双侧股动脉闭塞、双侧髂动脉闭塞、主动脉夹层、胸主动脉至腹主动脉路径迂曲、股动脉路径有支架置入等；③双下肢锥体外系症状；④椎基底系统治疗；⑤牛角弓左侧颈动脉系统病变；⑥单纯锁骨下狭窄拟行治疗；⑦Ⅲ型主动脉弓；⑧正在接受抗凝治疗或凝血功能异常，股动脉穿刺出血并发症发生率高；⑨难以控制的咳嗽、腹胀以及其他原因导致的腹压增高，难以压迫止血；⑩高龄、存在特殊疾病或体态异常无法完成术后长时间卧床；⑪通过术前训练无法完成卧床排尿、排便；⑫股动脉穿刺点感染等；⑬先天发育、手术、外伤等原因导致双下肢解剖结构异常等；⑭妊娠期、儿童及其他原因需减少腹部、盆腔、生殖器官等部位X线照射量；⑮腹部及腹股沟区存在腹股沟疝等疾病、外科手术后3周内、切口尚未愈合等；⑯对个人隐私有较高要求，不愿意经股完成介入操作。

以下情况尽可能首选非桡动脉路径：①锁骨下动脉狭窄或闭塞(拟单纯行经桡动脉治疗情况下除外)；②雷诺现象；③桡动脉路径扭曲、纤细或走行变异；④烟雾病(较高的桡动脉痉挛率)；⑤上肢椎体外系症状；⑥慢性肾病患者需要保留上肢血管系统以便未来建立透析通路或已进行透析置管等；⑦虹吸弯迂曲严重或狭窄严重(拟行前循环颅内段治疗时)。

总之，术者应结合自身经验、患者意愿、经股和经桡操作相对难度等因素综合评估后做出决策。对已经选择经桡的患者，在术中若遇到操作困难，应及时评估转换入路的必要性，以避免风险。毕竟经桡动脉路径和经股动脉路径不是竞争关系，而是互补关系(图6.11)。

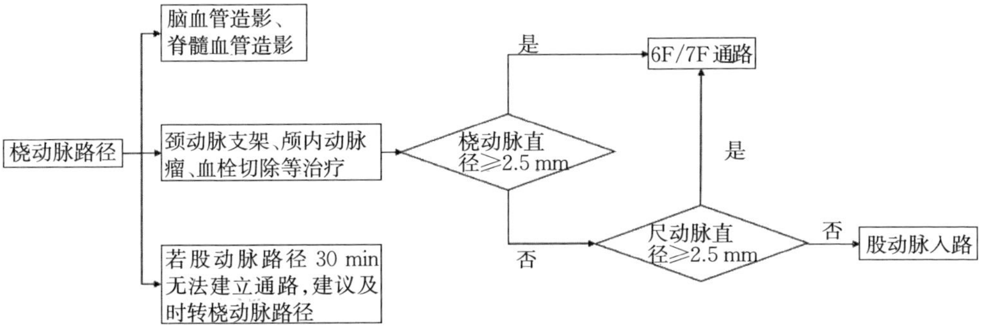

图6.11　Mario　Martínez-Galdámez 教授建议的经桡动脉和经股动脉神经介入流程图

参考文献

[1] 王维治. 神经病学[M]. 3版. 北京：人民卫生出版社，2021.

[2] ALLAN H ROPPER, MARTIN AS, KLEIN JP. Adams and Victor's Principles of Neurology[M]. 12th ed. New York: McGraw－Hillm, 2023.

[3] 中国医师协会神经外科医师分会神经介入专业委员会，中国医师协会介入医师分会神经介入专业委员会，中华医学会神经外科学分会神经介入专业委员会，等. 经桡动脉入路神经介入诊疗中国专家共识[J]. 中华神经外科杂志，2022，38(10)：980－989.

[4] 中国医师协会神经外科医师分会神经介入专业委员会，中国医师协会介入医师分会神经介入专业委员会，中华医学会神经外科学分会神经介入专业委员会，等. 经桡动脉或远端桡动脉入路行脑血管介入操作中国专家共识[J]. 中国脑血管病杂志，2023，20(1)：63－72.

[5] CARRARO DO NASCIMENTO V, DE VILLIERS L, HUGHES I, et al. Transradial versus transfemoral arterial approach for cerebral angiography and the frequency of embolic events on diffusion weighted MRI [J]. J Neurointerv Surg, 2023, 15(7): 723－727.

[6] KANEI Y, KWAN T, NAKRA NC, et al. Transradial cardiac catheterization: a review of access site complications [J]. Catheter Cardiovasc Interv, 2011, 78:

840—846.

[7] AL-SEKAITI R, ALI M, SALLAM M. Radial artery perforation after coronary intervention: Is there a role for covered coronary stent? [J]. Catheter Cardiovasc Interv, 2011, 78: 632—635.

[8] HO HH, JAFARY FH, ONG PJ. Radial artery spasm during transradial cardiac catheterization and percutaneous coronary intervention: Incidence, predisposing factors, prevention, and management [J]. Cardiovasc Revasc Med, 2012, 13: 193—195.

[9] KRISTIĆ I, LUKENDA J. Radial artery spasm during transradial coronary procedures [J]. J Invasive Cardiol, 2011, 23: 527—531.

[10] RATHORE S, STABLES R H, PAURIAH M, et al. Impact of length and hydrophilic coating of the introducer sheath on radial artery spasm during transradial coronary intervention: A randomized study [J]. JACC Cardiovasc Interv, 2010, 3: 475—483.

[11] Jia D A, Zhou Y J, Shi D M, et al. Incidence and predictors of radial artery spasm during transradial coronary angiography and intervention [J]. Chin Med J (Engl), 2010, 123: 843—847.

7　右侧桡动脉入路全脑血管造影流程(包括超选)

7.1　患者的选择与准备

(见第四章)

评估和诊断:

(1) 详细病史和体检:详细了解患者的病史,包括既往疾病、过敏史、用药情况等。

(2) 实验室检查:包括血常规、凝血功能、肝肾功能、血糖、血脂等检查。

(3) 影像学检查:如桡动脉超声等。

(4) 术前用药:抗血小板药物等。

(5) 术前宣教:向患者解释手术过程、可能的风险和术后注意事项,缓解患者的紧张和焦虑情绪。

7.2　桡动脉/远桡动脉穿刺

(见第四章)

选取桡动脉/远桡动脉动脉穿刺,置入4/5F短鞘。

7.3　穿刺成功后的处理

置鞘成功后立即全身肝素化(肝素50~75 IU/kg体重,总量不超过5000 IU),并用肝素水(2 IU/mL)冲刷鞘管,避免鞘内血栓形成。由鞘管送入导管和导丝前,应由鞘管行路图(图7.1),以观察桡动脉有无变异、弯曲、桡动脉环形成。

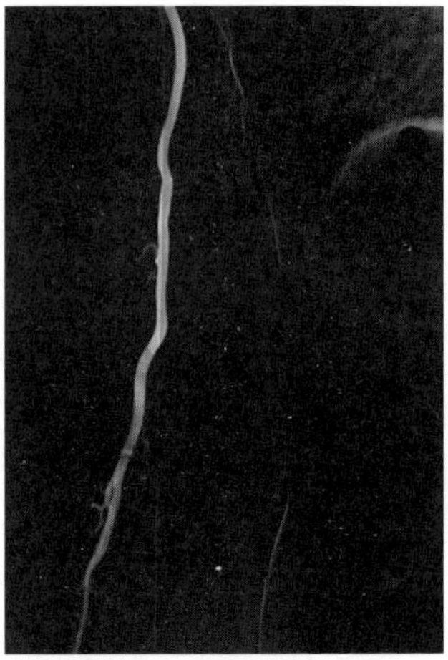

图7.1　由鞘管行路图

7.4　主动脉弓造影

在路图下同轴输送5F pigtail(后简称pig)导管和0.035 inch亲水泥鳅导丝。由其亲水特性所致,导丝极易进入动脉分支,需小心操作,避免损伤血管引起穿孔和血肿。将导丝送入升主动脉后,推送pig导管至升主动脉成袢。注意pig导管成袢时会向后收缩,甚至进入头臂干,这时应继续向前推送pig导管至升主动脉,再造影(高压注射器参数见表7.1),以获得主动脉弓和弓上血管影像(图7.2)。成像后将泥鳅导丝送入pig导管,将其末端解袢,再撤出。

表7.1　造影剂自动注射参数

动脉	注射速率(mL/s)	注射总量(mL)	最大压力限度(PSI)	注射延迟(s)
主动脉弓	15~20	30	600	1
颈总动脉	4~6	8~10	200~300	1
颈内动脉	3~4	6~8	100~300	1
颈外动脉	2~3	4~6	100~300	1
锁骨下动脉	4~6	8~10	200~300	1
椎动脉	2~3	4~6	100~200	1
三维(3D)	2.5~4.0	12.5~20.0	100~200	0

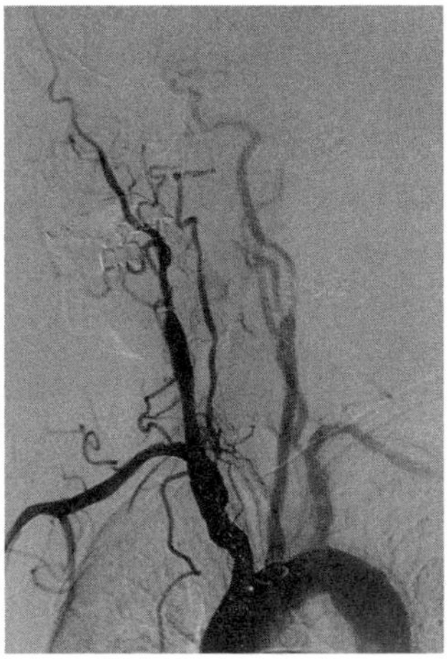

图7.2　主动脉弓成像

7.5　弓上动脉选择性造影

7.5.1 弓型的判断

在撤出pig导管之前,应观察主动脉弓型态。对于Ⅰ、Ⅱ型主动脉弓(图7.3),SimmonsⅡ导管容易成袢,可撤出pig导管。对于部分Ⅲ型弓(图7.4),可能出现SimmonsⅡ导管成袢困难,需要pig导管交换成袢,这种情况下不要急于撤出pig导管。

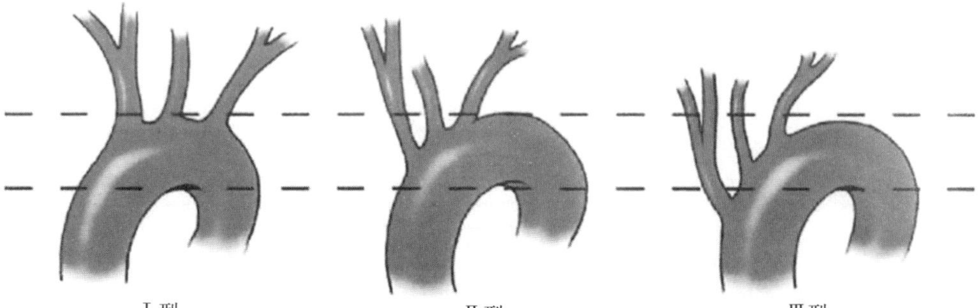

图7.3　主动脉弓的分型

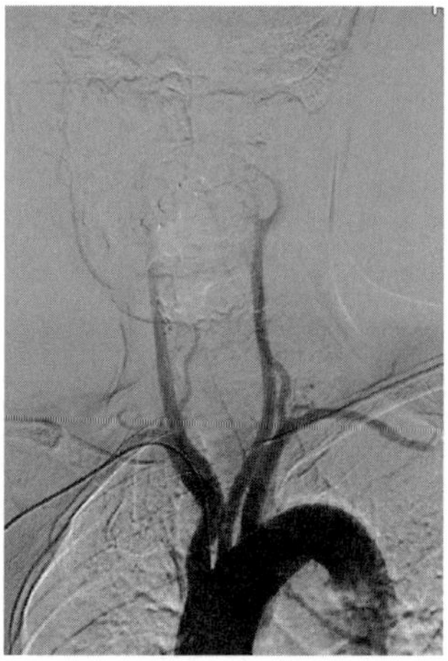

图7.4 Ⅲ型弓

7.5.2 选择性造影导管的选择

Simmons导管的末端有2个弯曲，为陈述方便，我们分别将其称为近端大弯和头端小弯。Simmons导管非常适合TRA脑血管造影，根据其头端的长度，分为Simmons Ⅰ(4 cm)、Simmons Ⅱ(6.5 cm)、Simmons Ⅲ(7.5 cm)(图7.5)。根据头端长度不同，其在应用中也各有优势。通常头端越短越容易成袢，但在进入主动脉弓上血管时越困难。而头端越长则成袢越困难，但有利于选择弓上动脉，应根据不同血管条件个体化选择。由于正常成人主动脉弓的宽度为4～5.5 cm，故Simmons Ⅱ导管适合绝大多数患者的弓上血管选择造影。下文出现的SIM 1、SIM 2、SIM 3导管，均为Simmons Ⅰ、Simmons Ⅱ、Simmons Ⅲ导管的缩写。

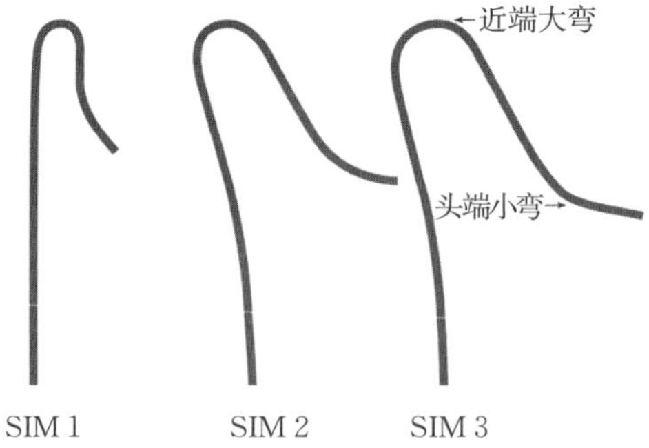

图7.5 SIM 1、2、3形状对照

7.5.3 SIM 2导管成袢方法

SIM 2导管成袢是TRA造影的关键步骤,决定了造影的成败,根据动脉弓形态可以选择降主动脉成袢、pig导管交换成袢、主动脉瓣成袢、右侧颈动脉成袢等。

(1)降主动脉成袢。对于Ⅰ、Ⅱ型主动脉弓和部分Ⅲ型主动脉弓,可借助降主动脉成袢,其过程为:右侧TRA同轴输送SIM 2和0.035 inch泥鳅导丝至头臂干开口处,将导管的小弯伸出头臂干,小弯指向主动脉弓的左侧,小心推入泥鳅导丝,同样将导丝头端指向左侧,继续缓慢推送,导丝可顺利进入降主动脉。尽量将导丝置于降主动脉的远端,以避免推送SIM 2导管时导丝弹回升主动脉。当SIM 2导管大弯出头臂干后即可回撤泥鳅导丝至近端大弯处,一起推送SIM 2导管和泥鳅导丝,这时SIM 2可在主动脉弓中成袢(图7.6~图7.9)。

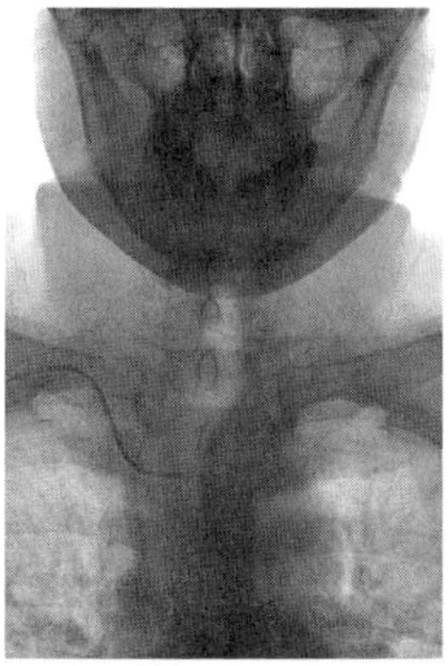

图7.6　小弯进入主动脉弓后指向左侧

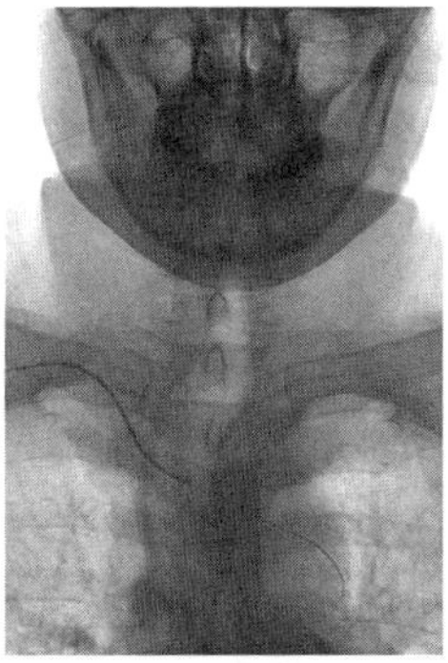

图7.7　向降主动脉方向送入导丝

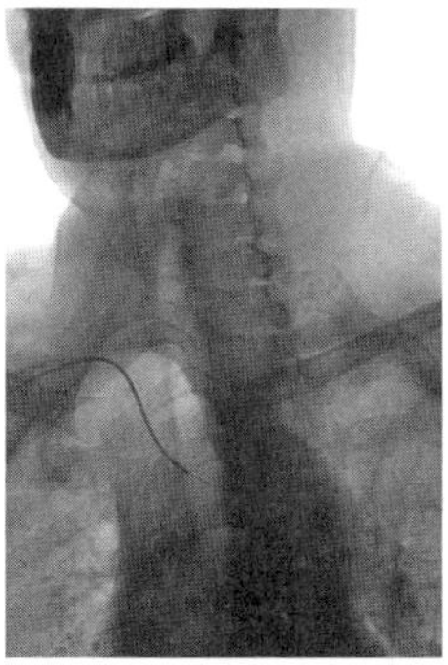

图7.8　导丝送入降主动脉后推送导管

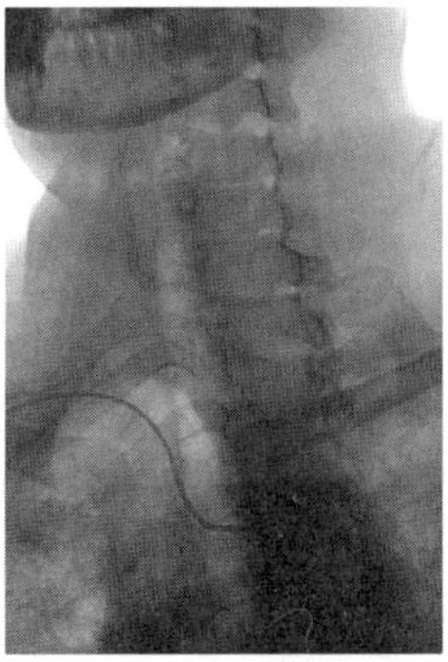

图7.9　大弯进入弓后撤导丝成袢

(2)猪尾导管交换成袢。部分Ⅲ型主动脉弓的头臂干在水平方向角度较大,导丝不能直接进入降主动脉,需要pig导管辅助成袢。方法为:将260 cm 0.035 inch硬质泥鳅导丝通过pig导管送入降主动脉,再把SIM 2导管交换至降主动脉,撤出导丝,回撤SIM 2导管,即可成袢(图7.10～图7.16)。这是一种快速、安全的成袢方式,可以解决大部分Ⅲ型弓的成袢问题。

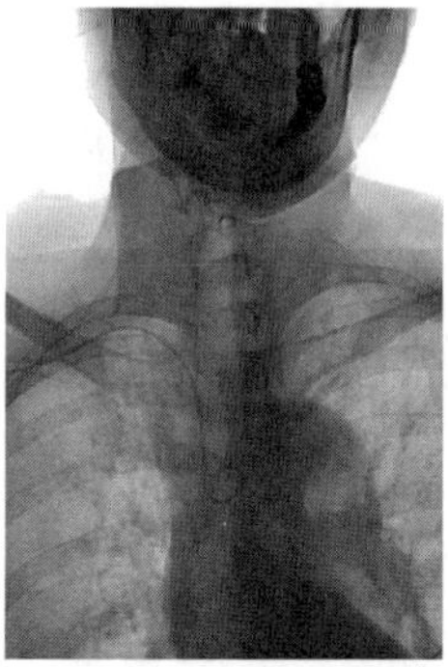

图7.10　pig导管指向主动脉弓左侧

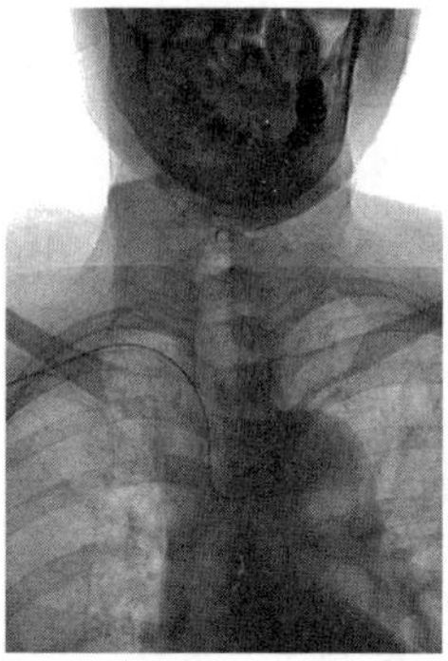

图7.11　送入260 cm硬质泥鳅导丝

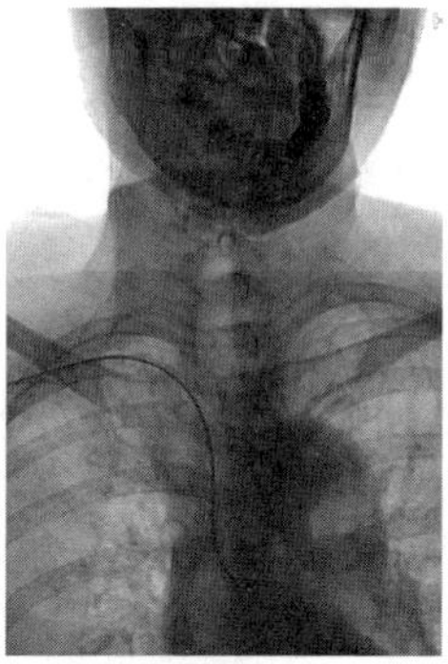

图7.12　导丝借助pig进入主动脉弓

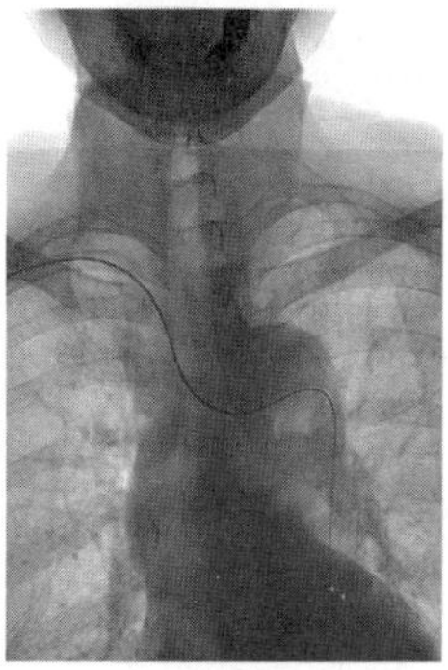

图7.13　泥鳅导丝进入降主动脉

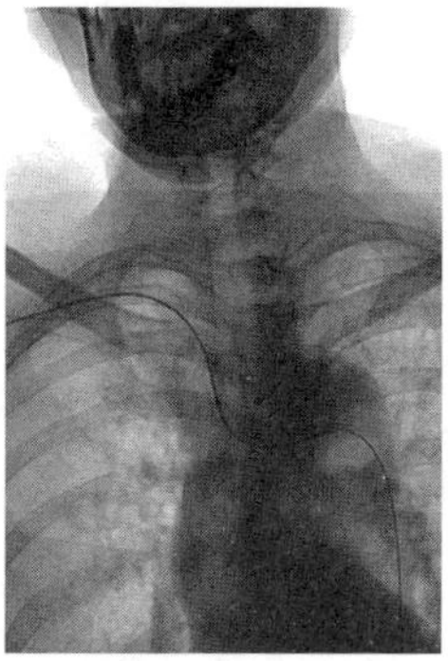

图7.14　将SIM 2导管交换到降主动脉

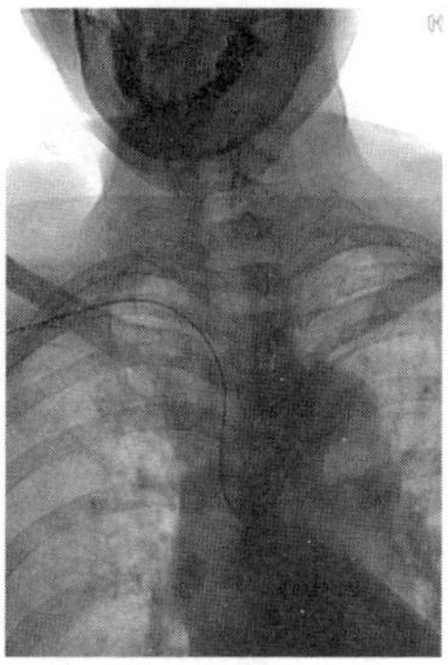

图7.16　撤出导丝后SIM 2成袢

(3)主动脉瓣成袢。极端情况下pig辅助仍无法成袢,可选择主动脉瓣成袢:将导丝送入升主动脉,导丝头端经主动脉瓣阻挡后返折,尽可能伸向远心端,最好能够回到头臂干,推入SIM 2导管,大弯通过导丝返折处时回撤导丝,即可成袢(图7.17和图7.18)。该方法有损伤主动脉瓣膜风险,且可诱发室性期前收缩甚至心室颤动,需谨慎使用。一旦出现导管或导丝进入心室需立即回撤,使用质地柔软的SIM 2导管或4F SIM 2可增加成功率及降低手术风险。

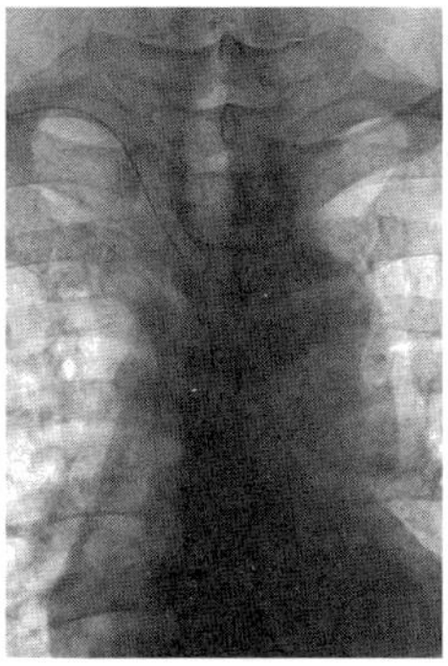
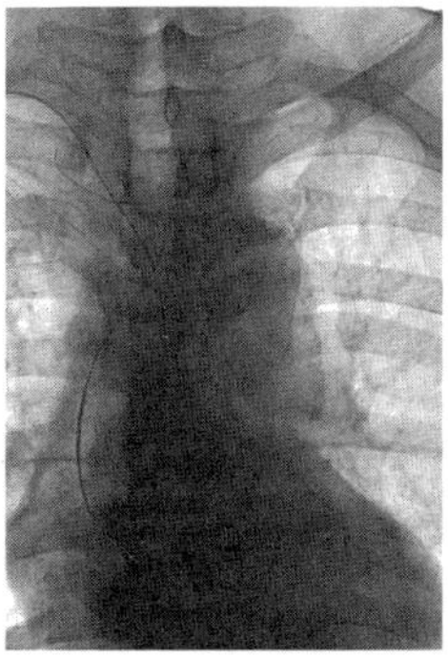

图7.17　导丝在主动脉瓣处返折　图7.18　SIM 2通过返折的导丝

(4)右侧颈动脉成袢。在导丝通过头臂干过程中,有时会进入右侧颈动脉,这时可顺势将SIM 2导管推入右侧颈动脉。当导管大弯通过右侧锁骨下动脉和颈动脉夹角处时,回撤导丝,旋转并向下推送导管,导管即可成袢(图7.19~图7.23)。

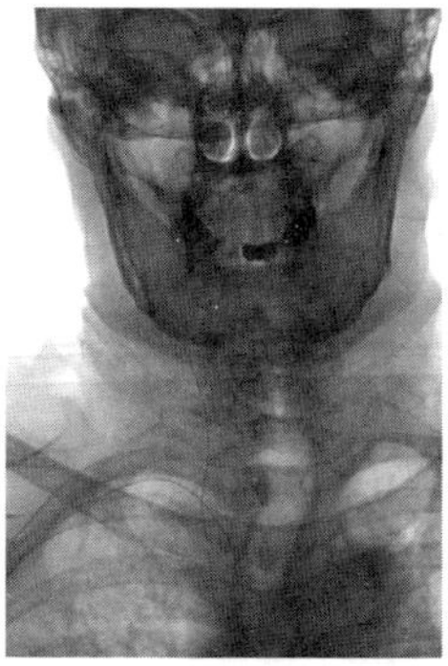
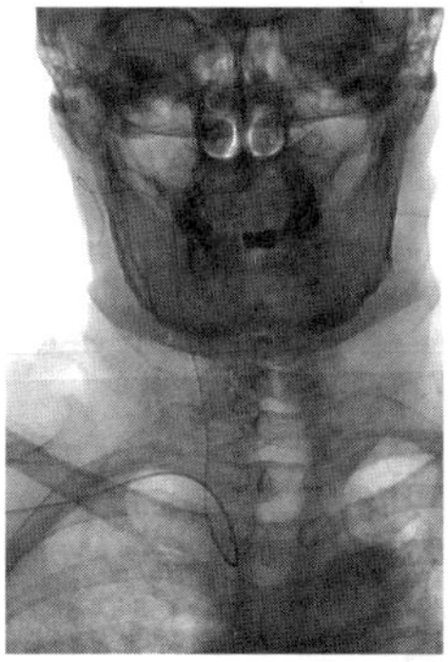
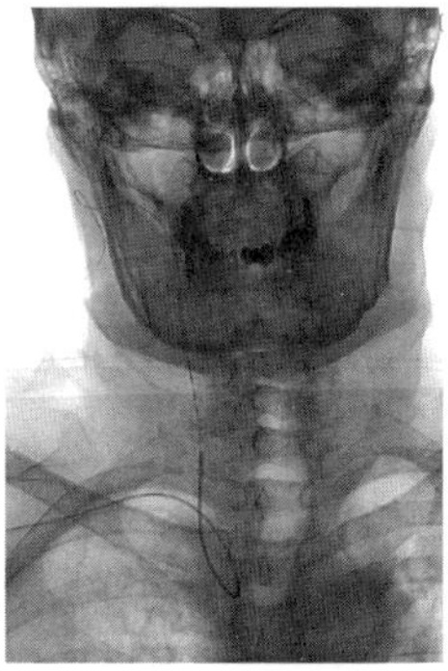

图7.19　导丝进入右颈动脉　图7.20　SIM 2导管跟进　图7.21　导管大弯通过返折

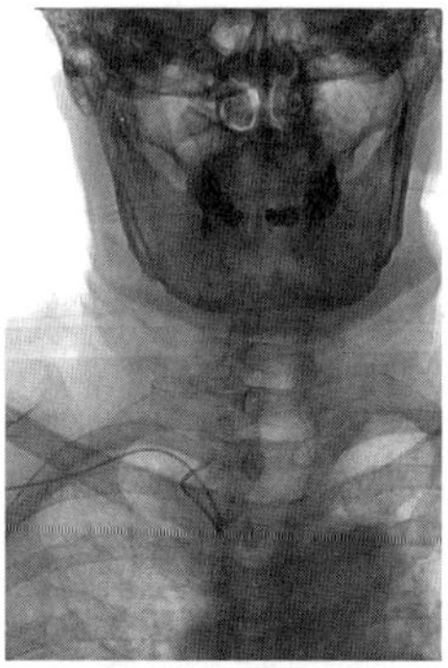

图7.22　回撤导丝，推送导管

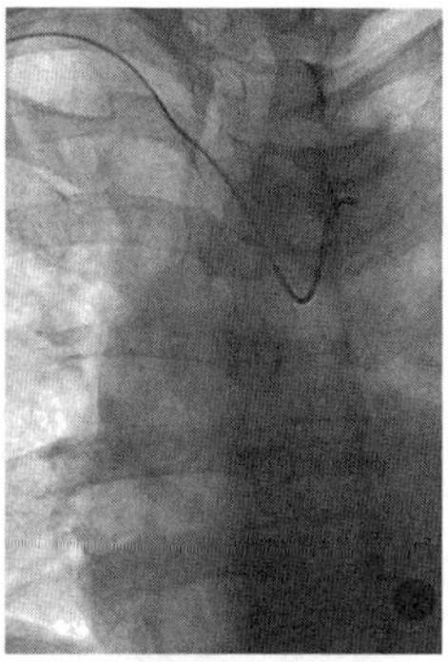

图7.23　继续推送导管，成袢

7.5.4 选择性造影

SIM 2导管成袢后，要将导管头插入各弓上血管进行造影，但是此时导管小弯指向主动脉弓的左侧，并不能进入目标动脉，需要将其指向患者头侧。首先，轻拉导管使其大弯抵住主动脉弓的下壁，小弯抵住主动脉弓的上壁(图7.24)，以此两点为支撑轻旋导管，使导管的大弯呈"8"字形。这就达到两个效果：导管头端指向患者头侧，可顺利插入弓上动脉；导管大弯得到一个向右的张力，向前推导管时，头端小弯可自动向右弹跳，进入下一血管(图7.25)。

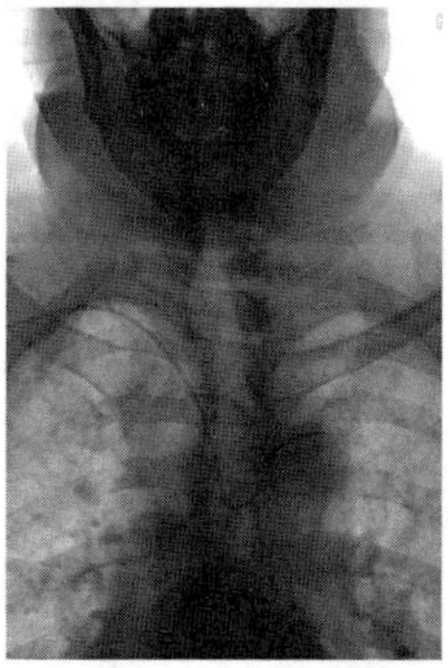

图7.24　牵拉SIM 2抵住主动脉弓

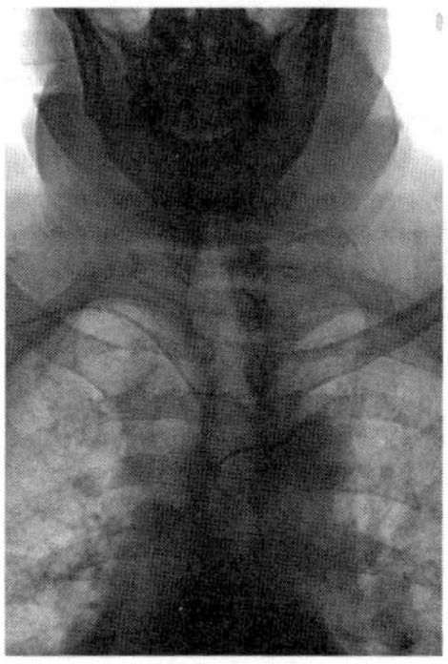

图7.25　SIM 2呈"8"字形

(1)左侧锁骨下动脉插管。大弯呈"8"字形后，轻推导管，可见导管头部轻微弹跳，此时导管头部已经进入左侧锁骨下动脉。再轻拉导管，导管头可自行向上推进(图7.26)，此时"冒烟"确认目标动脉后即可进行造影。

(2)左侧颈动脉插管。当导管头在左侧锁骨下动脉时，保持大弯呈"8"字形，向前轻推导管,导管头向右弹跳后即进入左侧颈动脉。同样回拉导管,导管头会向上推进(图7.27)。

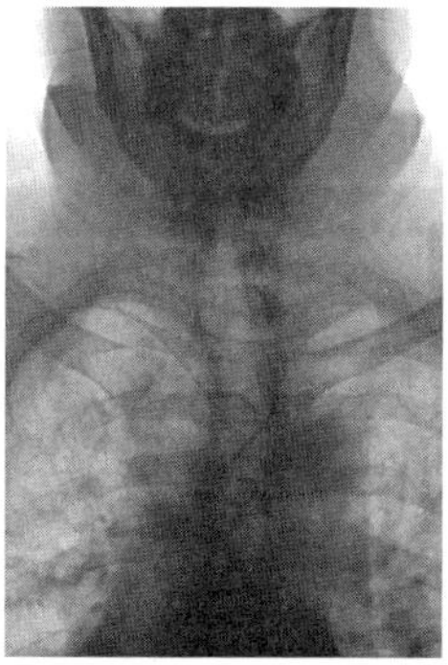

图7.26　轻推SIM 2弹入左侧锁骨下动脉

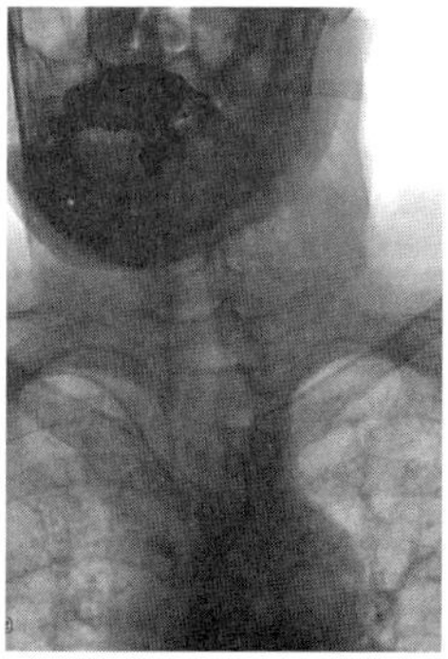

图7.27　轻推SIM 2导管进入左侧颈动脉

(3)右侧颈动脉和锁骨下动脉插管。在左侧颈动脉造影结束后,继续向前推导管,导管头端会弹入头臂干。轻拉导管,导管会进入右侧锁骨下动脉或右侧颈动脉,"冒烟"确认后即可造影。如果要将导管头由右侧锁骨下动脉送入右侧颈动脉,可将导管头旋转指向头侧,再轻推导管,看到导管头轻弹后,轻拉导管,导管头会进入右侧颈动脉(图7.28)。若要将导管头由右侧颈动脉送入右侧锁骨下动脉,可将导管头旋转指向背侧,轻推导管,导管头可弹入右侧锁骨下动脉(图7.29)。有些情况下,导管头无法进入右侧锁骨下动脉,这时可沿导管送入导丝,如果SIM 2导管进入右侧锁骨下困难,亦可将导管解袢后回拉导管。此时SIM 2导管相当于单弯导管,将其头端回拉至右侧锁骨下动脉即可直接造影(图7.30)。

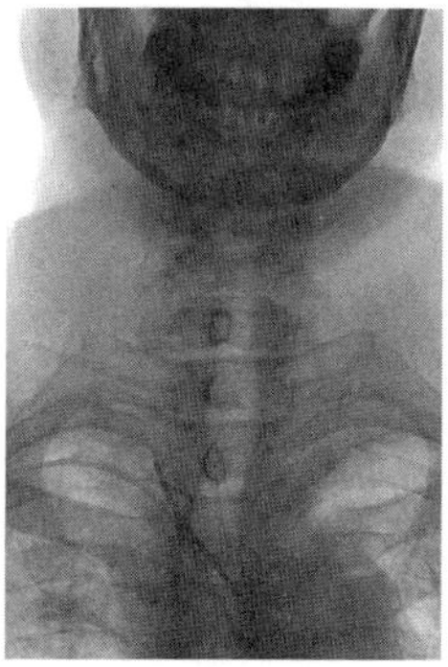

图7.28　头臂干内小弯指向头侧进入右侧颈动脉

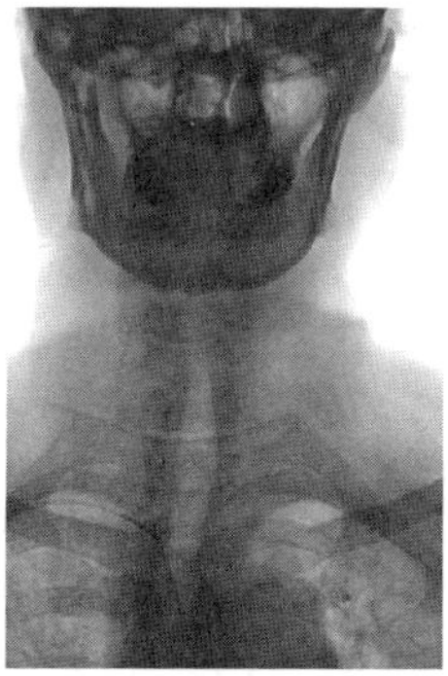

图7.29　头臂干内小弯指向背部进入右侧锁骨下动脉

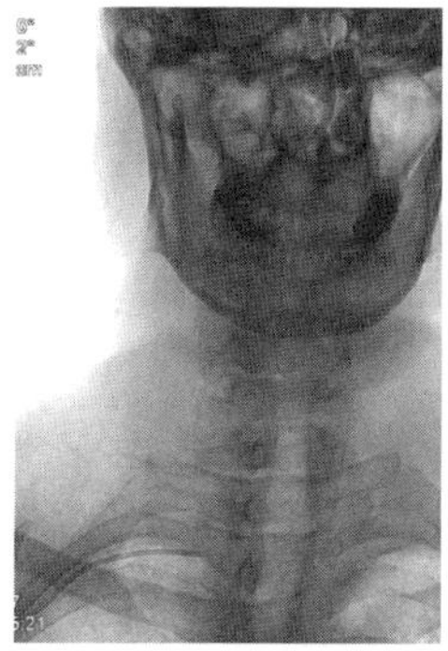

图7.30　SIM 2解袢后回拉至锁骨下动脉造影

(4)注意事项。上述操作并无固定顺序,在推拉、旋转导管过程中,导管头可能自行进入某一动脉,这时"冒烟"确认后即可顺势完成造影。对于某些成角特殊的血管,一旦将导管推出,可能很难再次插入。使用SIM 2导管进行造影时,一般只在引入和撤出导管时使用两次导丝,其他过程均是在无导丝的情况下进行操作。但当在角度较锐的动脉间旋转导管,或者使用4 F导管旋转时,需要内衬导丝,避免导管打折。迂曲的头臂干有时会导致成袢的导管不能被推出,可送入导丝,边旋转边送入导管,常可将导管袢推出头臂干。

7.5.5 超选造影

需要超选时,通常需要在颈总动脉或锁骨下动脉开口处将SIM 2导管的"8"字形解旋,轻拉导管,使导管头进一步深入弓上血管。然后在路径图下,将导丝超选至颈内动脉、颈外动脉或椎动脉,以提供足够的支撑力,再将造影管跟进至目标血管(图7.31~图7.39)。加硬的导丝(如260 cm加硬的0.035 inch导丝)或更软的SIM 2导管可使上述操作过程更加容易。另外,4F SIM 2较5F SIM 2更易完成超选操作。

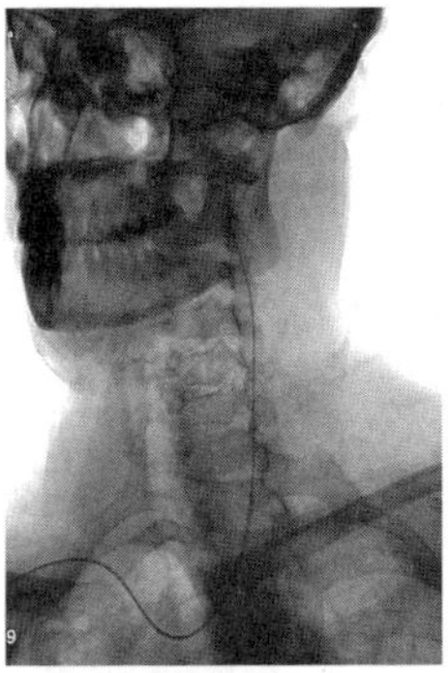

图7.31　硬导丝送入左侧颈内动脉

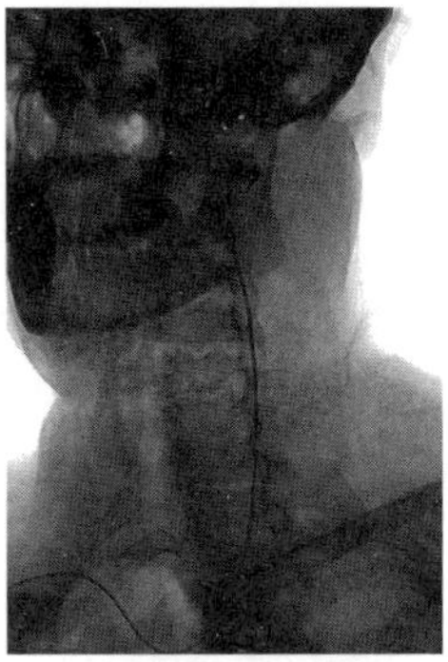

图7.32　SIM 2超选入左侧颈内动脉

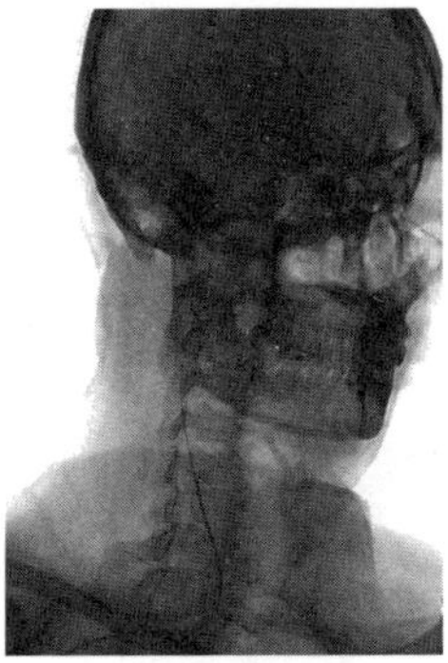

图7.33　硬导丝进入右侧颈内动脉

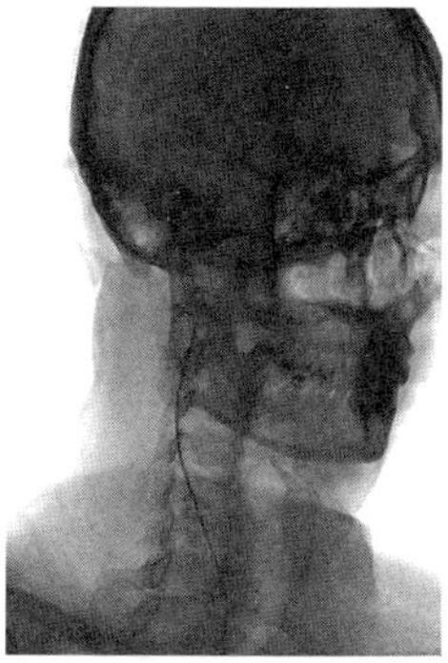

图7.34　SIM 2超选入右侧颈内动脉

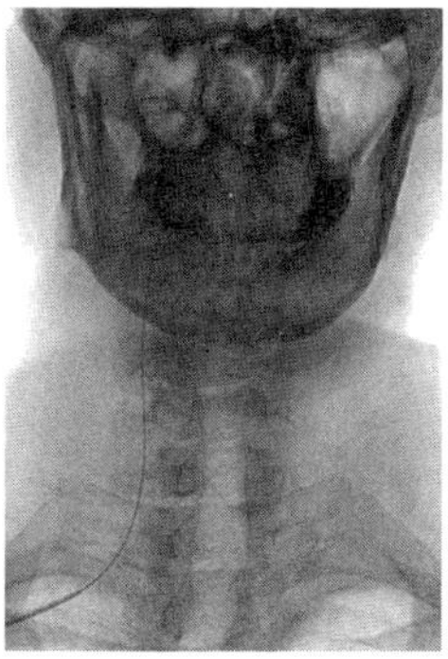

图7.35　SIM 2解袢超选入右椎动脉

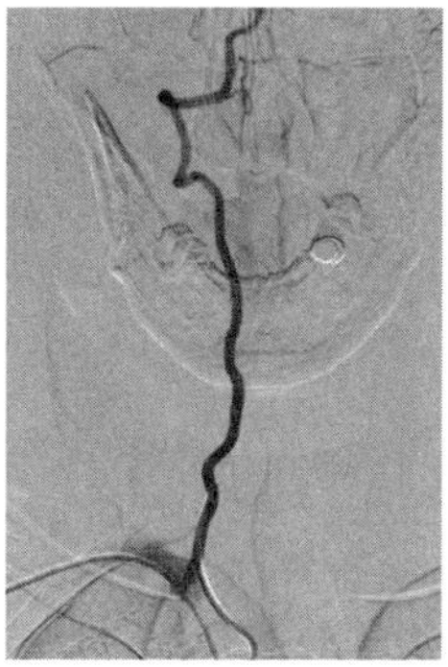

图7.36　SIM 2成袢超选入右椎动脉

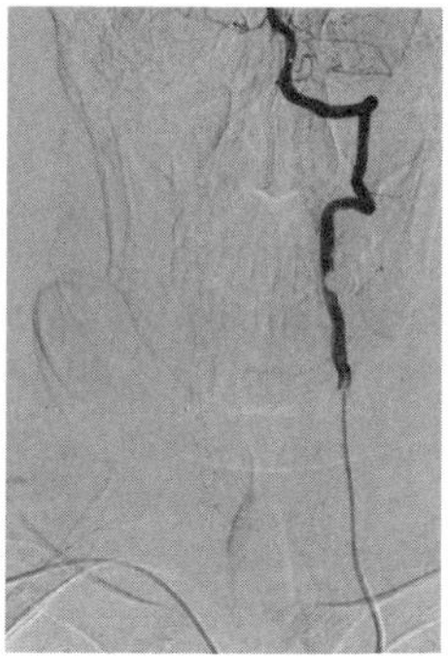

图7.37　SIM 2超选入左侧椎动脉

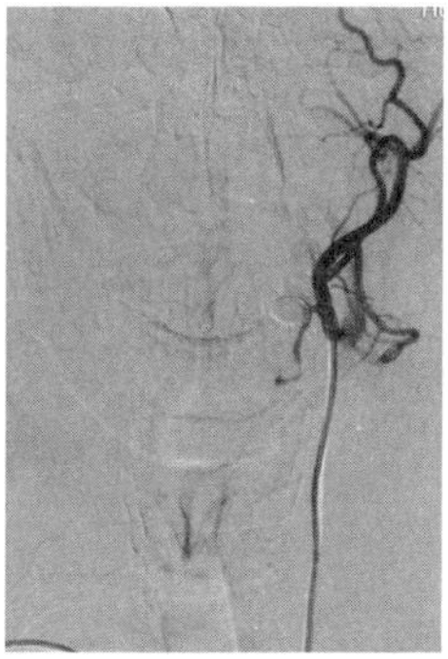

图7.38　SIM 2超选入左侧颈外动脉

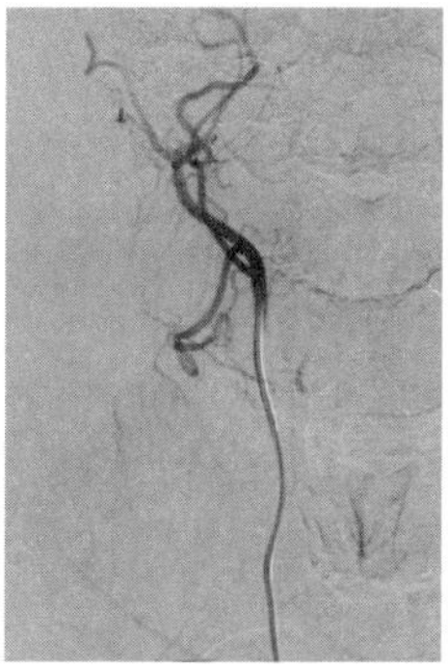

图7.39　SIM 2超选入右侧颈外动脉

7.5.6 止血

造影结束后，拔出鞘管，通畅止血法(patent hemostasis)压迫穿刺点。通畅止血法要求止血压迫过程中，通过桡动脉的顺行血流持续存在。首先使用压迫装置完全阻断桡动脉血流，再手动压迫尺动脉，完全阻断手的血供，此时指脉氧波形呈直线，再缓慢放松桡动脉压迫装置，观察指脉氧波形，当波形恢复正常时即提示桡动脉的前向血流已恢复，此时即为合适的压迫状态(图7.40~图7.43)。术后密切关注穿刺点并发症(详见“4远桡动脉穿刺技巧”)，压迫3~4 h可拆除止血系统。

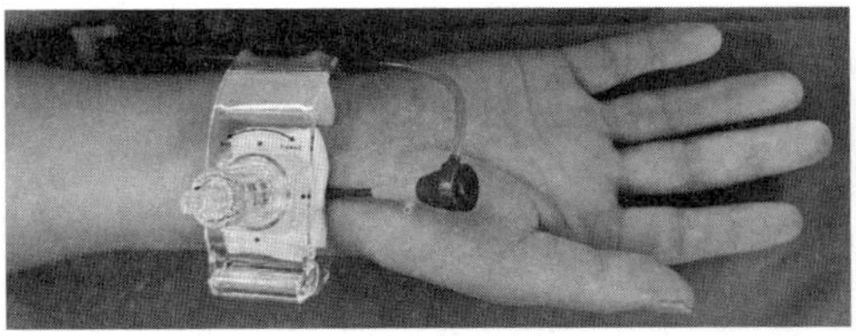

图7.40　拔鞘前压闭桡动脉

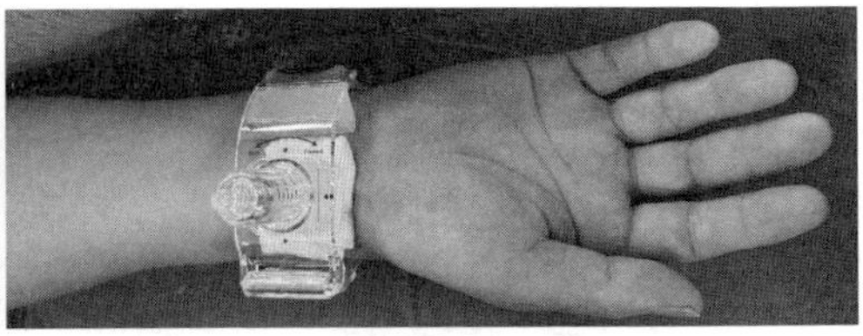

图7.41　拔鞘

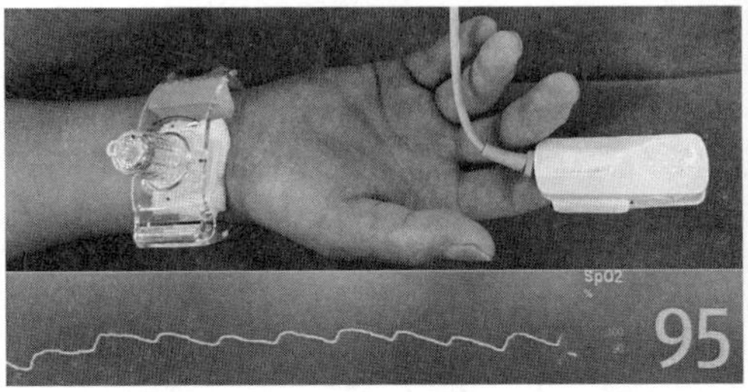

图7.42　单压闭桡动脉后 SPO_2 波形正常

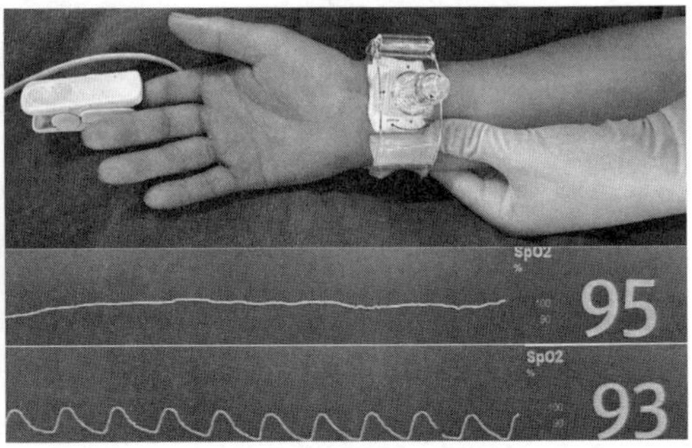

图7.43　压迫尺动脉后 SPO_2 波形消失，再逐渐放松桡动脉压力，直至 SPO_2 正常波形出现，即为桡动脉通畅止血

参考文献

[1] ZAFIROVSKA B, ANTOV S, KOSTOV J. Benefit of routine preprocedural radial artery angiography in STEMI patients[J]. Catheterization and Cardiovascular Interventions: Official Journal of the Society for Cardiac Angiography & Interventions, 2019, 93(1): 25—31.

[2] HADLEY C, SRINIVASAN V, BURKHARDT J K. Forming the simmons catheter for cerebral angiography and neurointerventions via the transradial Approach: Techniques and Operative Videos[J]. World Neurosurgery, 2021, 147: e351—353.

[3] YAN D, ZHU B, LI Q. Application of pigtail catheter tailing combined with

long: Wire swapping technique in cerebral angiography via the right radial artery [J]. Medicine, 2020, 99(39): e22309.

[4] 中国医师协会神经外科医师分会神经介入专业委员会, 中国医师协会介入医师分会神经介入专业委员会, 中华医学会神经外科学分会神经介入专业委员会, 等. 经桡动脉入路神经介入诊疗中国专家共识[J]. 中华神经外科杂志, 2022, 38(10): 980—989.

8 经桡动脉全脑血管造影特殊情况及解决方案

8.1 超选颈内和颈外的应急方案

当遇到必须超选颈内/颈外(动静脉瘘、脊髓血管造影等),而此时5F SIM 2导管又无法在260 cm硬0.035 inch导丝引导到位时,除了更换4F SIM导管外,亦可以在SIM 2内引入一根Distail™或Progreat(泰尔茂)外周微导管超选颈内/颈外造影。需注意的是由于微导管内径比较细,可在安全范围内提高高压注射器的压力值(具体值不能高于微导管的说明书)提高显影效果(图8.1～图8.3)。

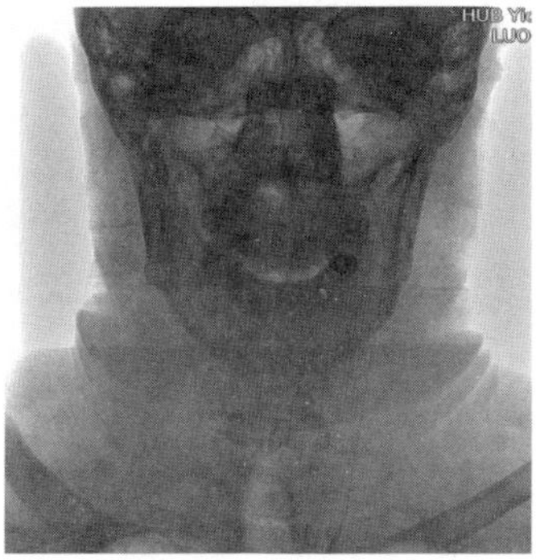

图8.1 SIM 2内留置Progreat微导管超选颈内动脉

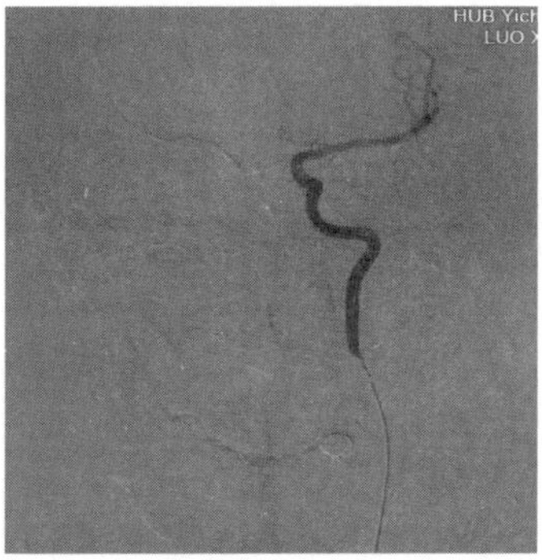

图8.2 Progreat微导管内流速4 mL/s,流量6 mL,压力500 PSI颈内动脉造影的影像

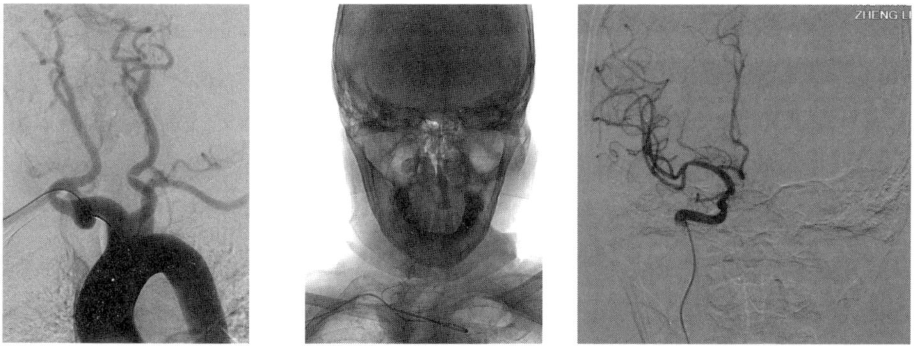

A. 弓造影提示右侧颈总动脉迂曲　B.Distail™超选颈内动脉　C. 颈内动脉造影图像

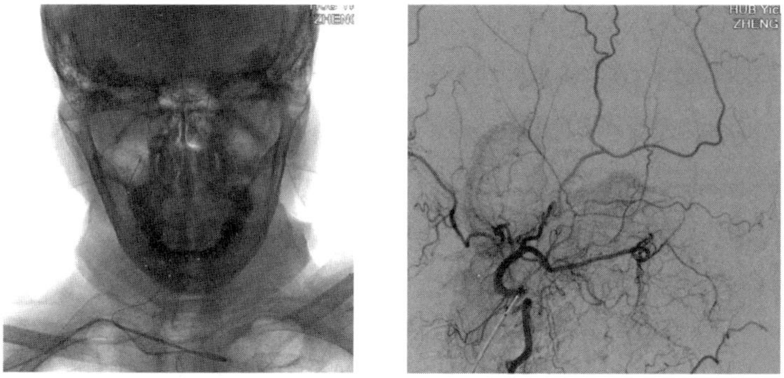

D.Distail™超选颈外动脉　F. 颈外动脉造影图像

图8.3　右侧颈总动脉迂曲，SIM 2无法上行，内衬Distail™颈内及颈外造影

8.2　左桡脑血管造影

当右侧桡动脉闭塞/变异/纤细、右上肢外伤/截肢、右侧留置透析管路，及有可能同时治疗左侧椎基底系统病变等情况时，可选择左侧桡动脉造影。操作流程如下：首先利用SIM 2导管的头端小弯将SIM 2导航至降主动脉，当SIM 2的近端大弯正对主动脉弓时，0.035 inch泥鳅导丝的头端置于SIM 2的近端大弯处，将导管导丝一起向升主动脉方向推送（必要时稍加旋转），即可成袢，后续造影等同右侧桡动脉入路（图8.4）。

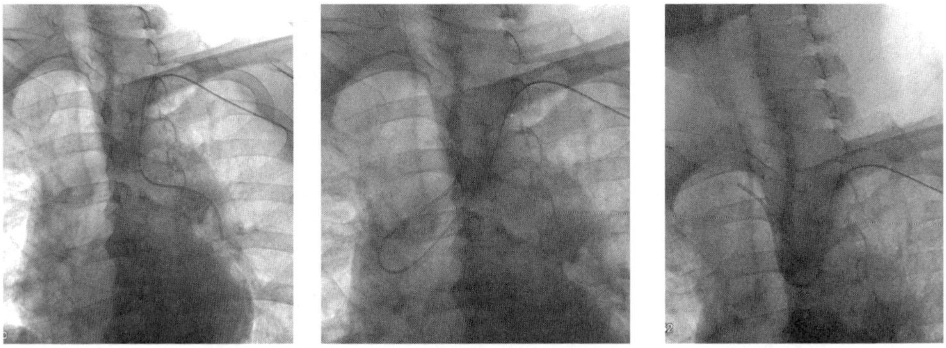

A.SIM 2导管进入降主动脉　　B.成袢　　C.超选右侧头臂干

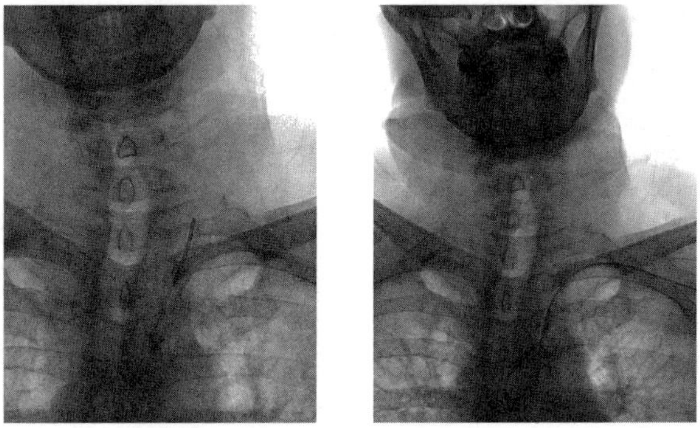

D.超选左侧颈总动脉　　E.超选左侧锁骨下动脉

图8.4　经左侧桡动脉行全脑血管造影常规流程

当Ⅱ、Ⅲ型弓，可能无法用上述方式成袢时，此时同样可借助Pig导管或主动脉瓣辅助成袢。

左侧桡动脉路径借助Pig导管和主动脉瓣成袢造影如图8.5和图8.6所示。

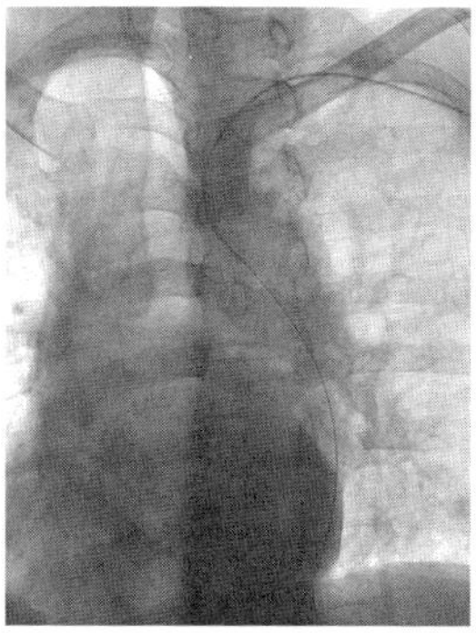

A.Pig导管辅助将260 cm泥鳅导丝置于降主动脉

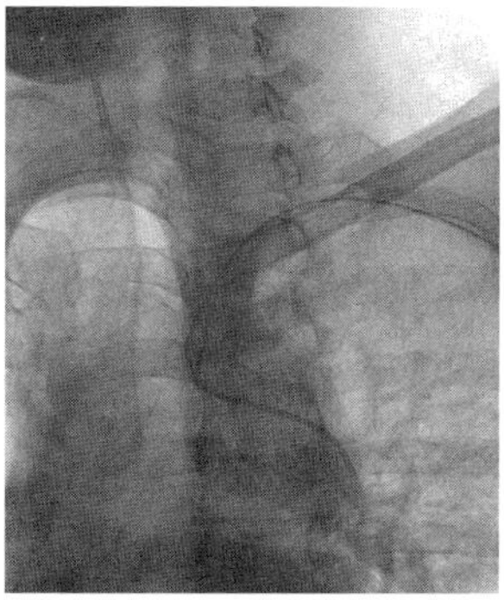

B.沿泥鳅导丝交换SIM 2

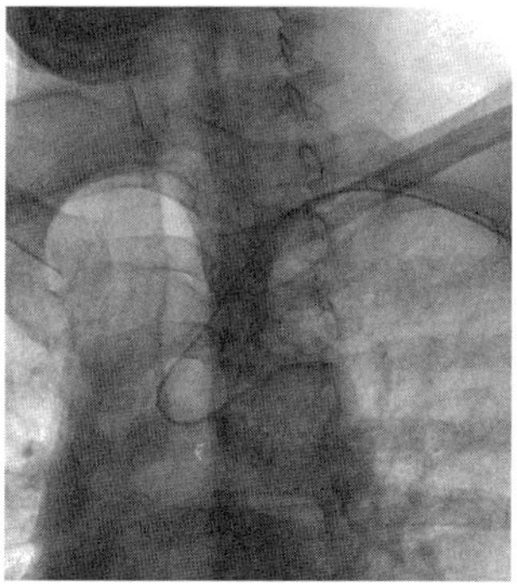

C.成袢

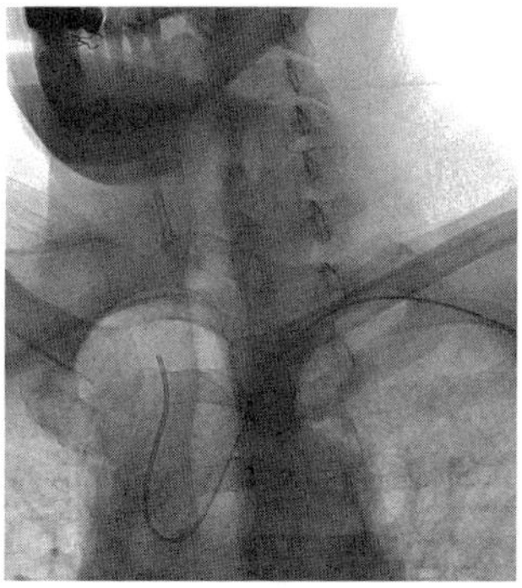

D.超选

图8.5　左侧桡动脉路径借助Pig导管成袢造影

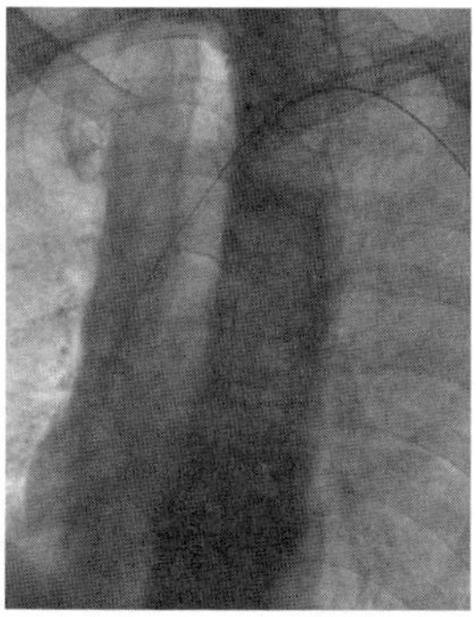

A.泥鳅导丝借助主动脉瓣回返

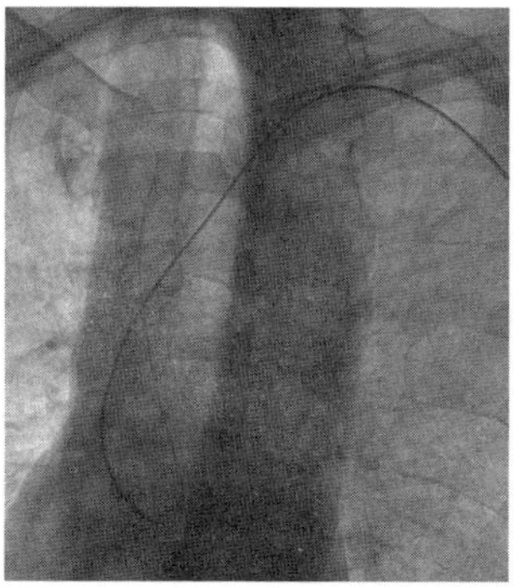

B.SIM 2跟进

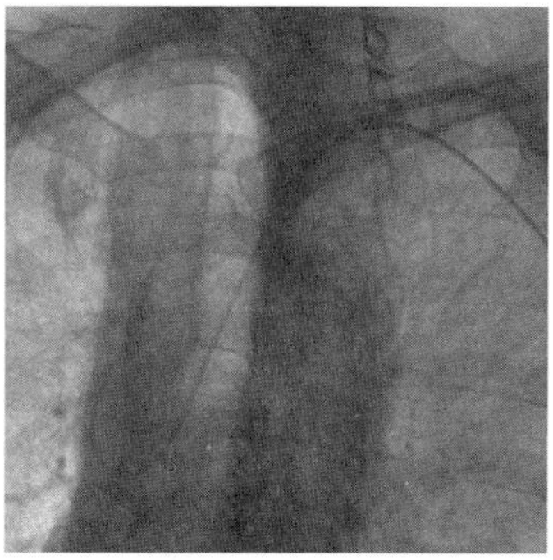

C.成袢

图8.6　左侧桡动脉路径借助主动脉瓣成袢造影

8.3 超一型弓

遇到超一型弓时，SIM 2会在导丝的导航下非常“主动”进入降主动脉，此时无法将SIM 2的近端大弯降至升主动脉并按右侧桡动脉常规路径成袢。此时，可首先用SIM 2头端的小弯将SIM 2导航至升主动脉，近端大弯平对主动脉弓时，0.035 inch导丝的头端置于SIM 2的大弯处，导管导丝一起向降主动脉推送(必要时稍加旋转)，即可顺利成袢。(图8.7)

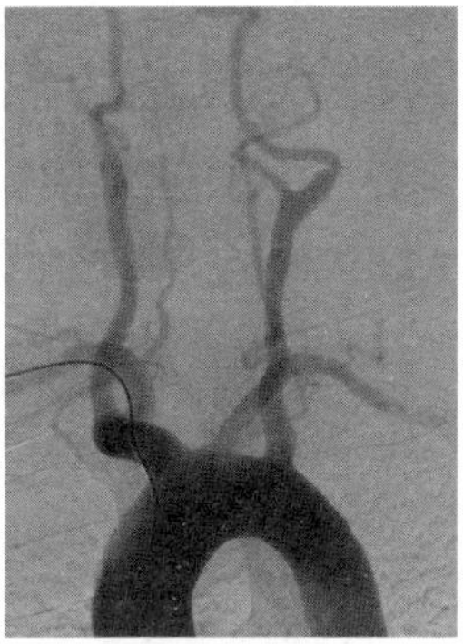

A.主动脉弓造影提示超一型弓

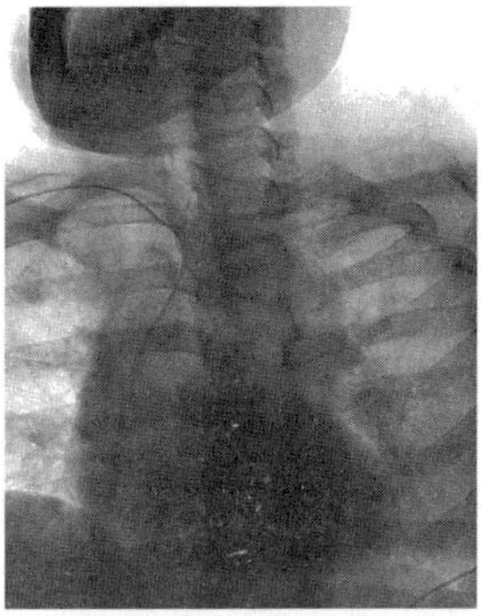

B.SIM 2导航至升主动脉

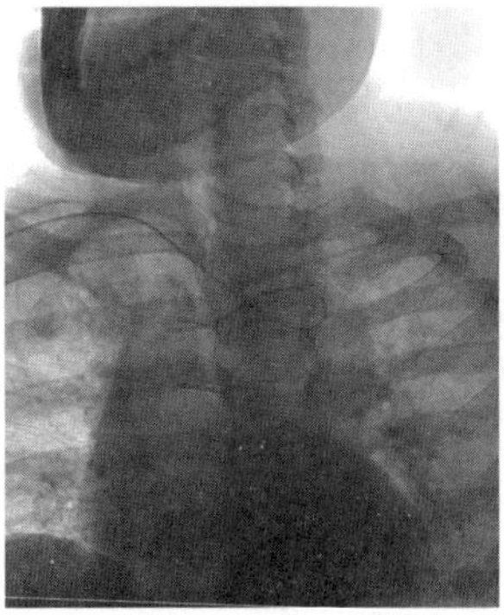

C.成袢

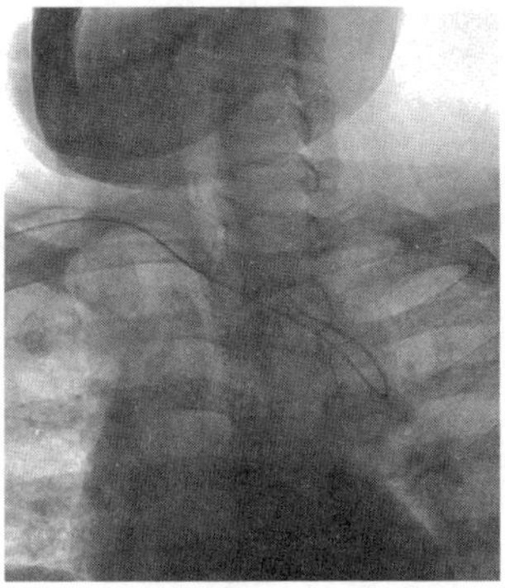

D.超选

图8.7　超一型弓造影

8.4　超宽弓

超宽弓首先可用SIM 1进行脑血管造影(图8.8),亦可选用SIM 3。若无SIM 3,可用多功能管自己制作SIM 3。具体步骤如图8.9所示:①参照SIM 3的尺寸在多功能头端的适当距离缓慢弯折,注意内衬0.035 inch导丝避免导管打折。②蒸汽/吹风机加热30 s左右然后迅速放至冷的生理盐水中。③一次成像不满意可重复操作。

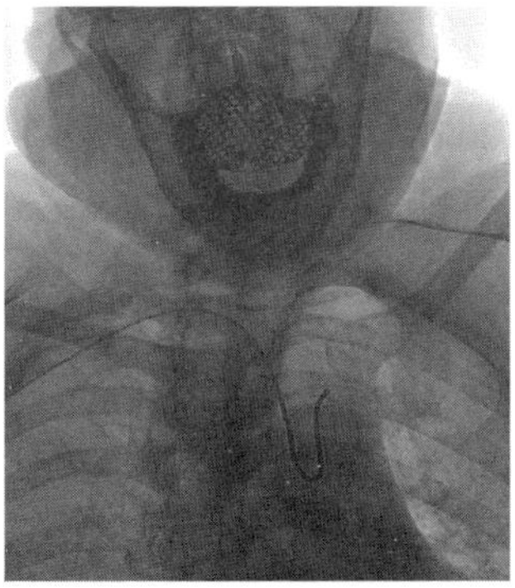

图8.8　SIM 1造影图像

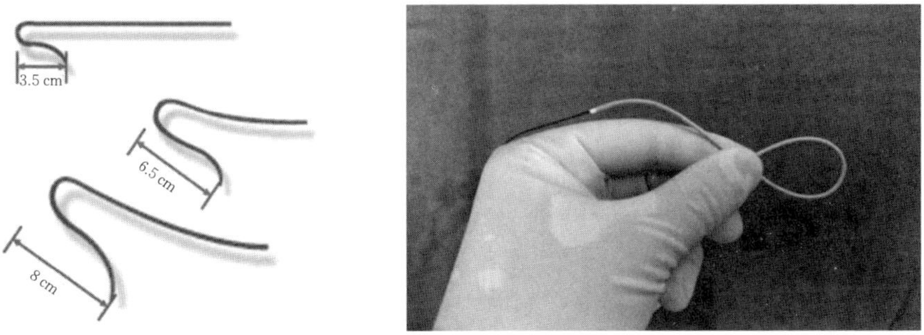

A.SIM 1、SIM 2和SIM 3对比　　　B.内衬泥鳅导丝塑形

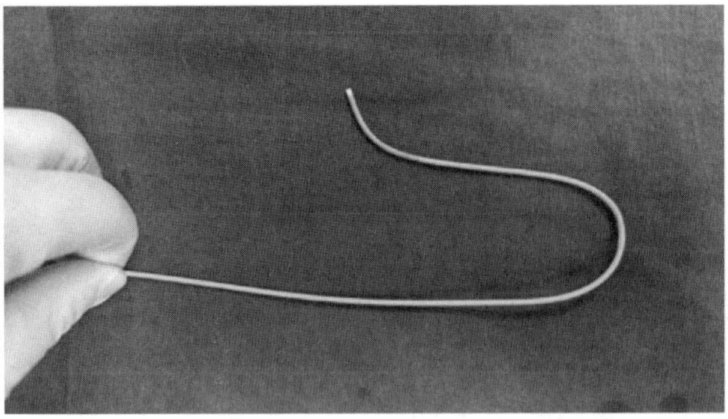

C.成型效果

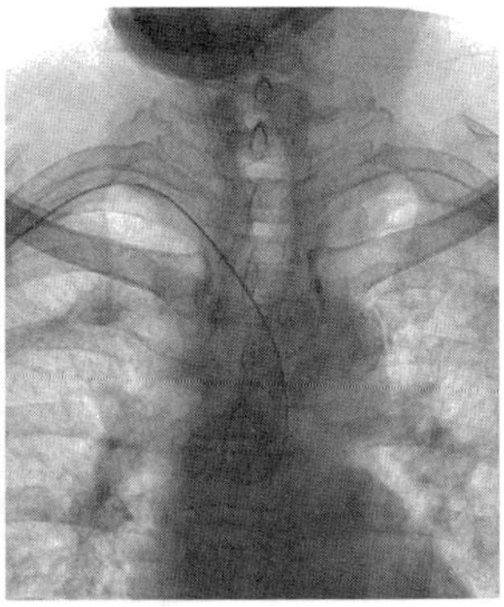

D.超选造影

图8.9　自制SIM 3及造影

8.5　锁骨下或头臂干迂曲

在接受桡动脉造影的患者中，约有10%的患者存在右锁骨下动脉和(或)头臂干严重迂曲(图8.10)，且随年龄增长呈线性增加。部分锁骨下动脉和(或)头臂干迂曲可通过深吸气或使用亲水性导丝来拉直，有时需要使用加硬导丝。

遇到锁骨下和(或)头臂干迂曲时，主动脉弓造影后尽可能用260 cm硬0.035 inch导丝交换出pig导管，然后沿0.035 inch硬导丝将SIM 2引导至成袢位置成袢。

在旋转/推动SIM 2导管的过程中，有可能无法旋转/推动导管，此时需特别注意内衬导丝，避免导管打折。

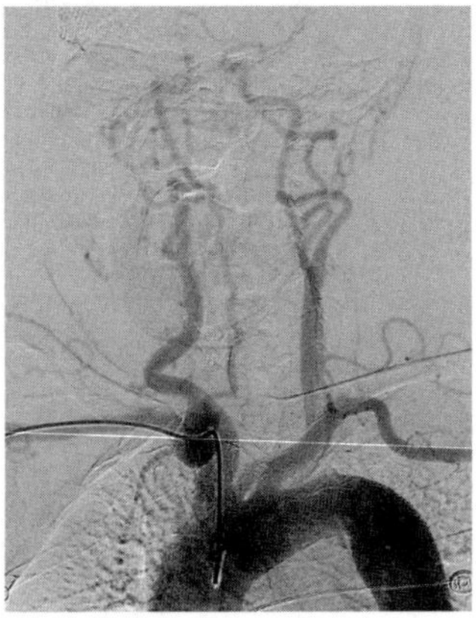

图8.10　迂曲的锁骨下及头臂干

8.6 袖带加压辅助颅内高质量成像

右侧桡动脉入路造影时，若遇到必须行左侧椎动脉内超选成像，而此时SIM导管无法进入左侧椎动脉时，可将如图8.11所示血压计置于左侧肱动脉上段，将袖带压力充盈至高于患者的收缩压阻断上肢血流，此时在锁骨下动脉造影亦可获得清晰的颅内后循环影像(图8.12)。

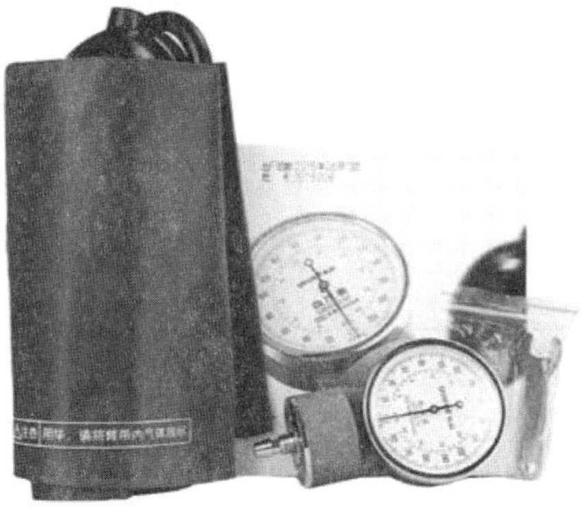

图8.11 便于阻断上肢血流的血压计

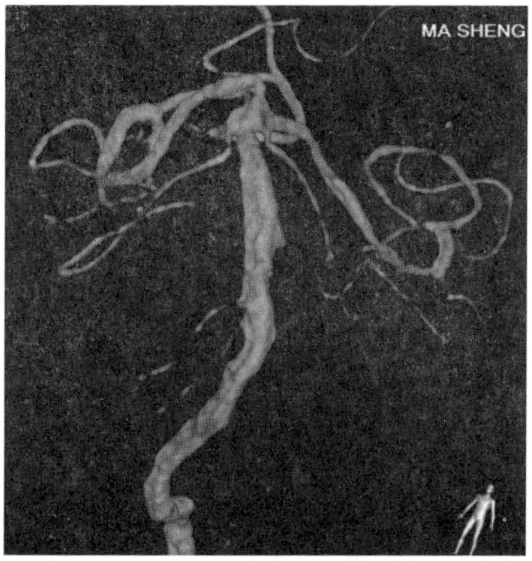

图8.12 阻断上肢血流后，锁骨下动脉造影获得的颅内后循环3D图像

8.7 桡动脉袢

若遇到桡动脉袢，多数情况下0.035 inch导丝无法通过。此时300 cm 0.014 inch微导丝可在单弯导管配合下通过，留置微导丝的同时交换出单弯导管，然后可沿微导丝上行Pig/SIM导管(图8.13)。

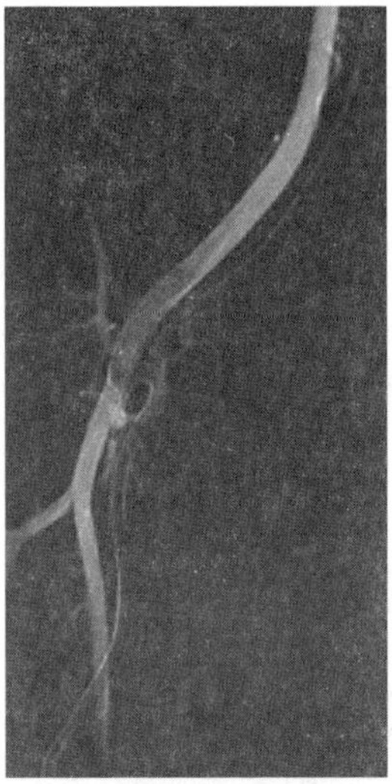
A.路图示桡动脉袢

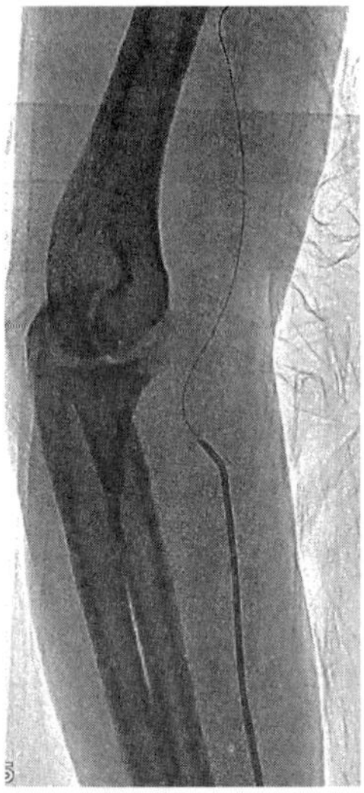
B.0.014 inch微导丝在单弯导管配合下通过

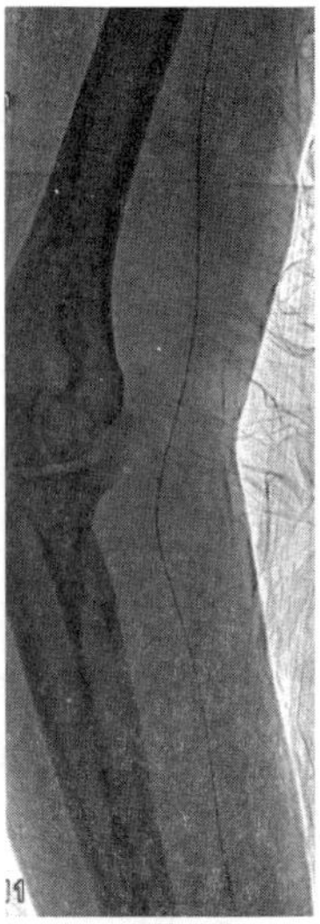
C.沿0.014 inch微导丝交换上行造影导管

图8.13 微导丝协助克服桡动脉袢

8.8 Simmon导管打折

导管打折的危害并非打结本身，而是打结后的进退失据。本能地往外拉导管或胡乱旋转可导致锋利的导管打折处对血管壁造成切割，继发血管夹层甚至破裂。因此处理打折第一要素是不要外拉导管，然后思考解开的最佳策略。

经桡入路发生导管打折是跟多种因素相关的，主要包括锁骨下和(或)头臂干的迂曲以及过度的导管操作。从操作的角度去理解，导管打折的根本原因在于因上述因素导致1:1扭控失效，导管远端不动或者少动+近端过度扭转=打折。

预防经桡导管发生打折的方法主要包括：①尽量避免导管旋转超过360°。②导管腔内衬导丝，特别是对于迂曲的手臂血管解剖。③操作过程中一旦注射造影剂困难、导丝无法通过或发现其他可疑打折的影像，立即停止操作。

解除导管打折的方法主要有以下几种。

(1)将标准0.035 inch J型或超硬导丝推送至成袢处并反向旋转导管。对于打折不严重的情况，可以通过此方法来解开。

(2)液压辅助。将压力泵连接到折弯导管的尾端，然后在透视下缓慢提升压力，直至导管解结。虽然此方法并不能解开所有的打折，但有助于近端反向旋转导管的操作。

（3）固定导管远端。将血压计袖带置于上臂并加压至高于患者的收缩压以固定打结导管的远端，近端反向旋转导管。

（4）球囊回收技术（图8.14）。穿刺股动脉，将6F导引导管送至靠近打折的导管头端，0.014 inch微导丝送入打折导管远端，选择2.0 mm×16 mm/20 mm球囊沿微导丝经导引导管送至打折导管远端，扩张至适当压力，将两根导管连接成功。缓慢回撤导引导管，可将打折的导管拖至主动脉内，然后解开打结并撤出。此技术最大的难点在于将微导丝送入打折的SIM导管头端。

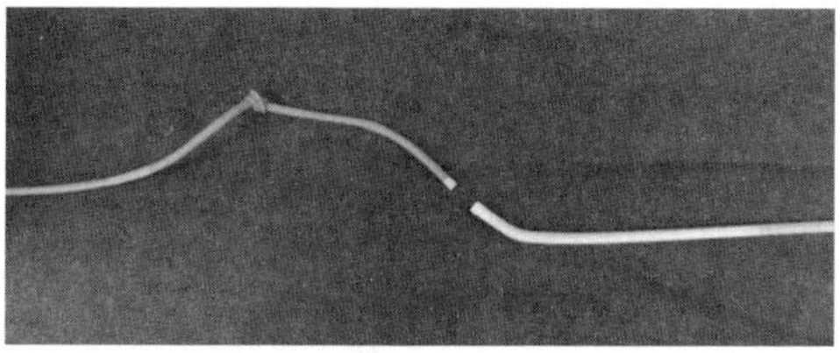

A.6 F导引导管靠近打折的导管头端

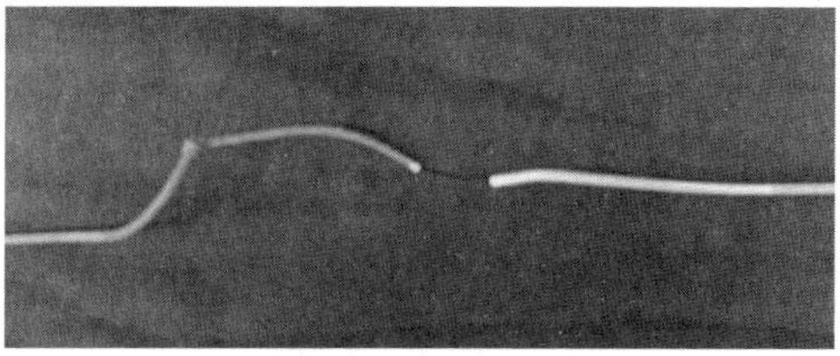

B.0.014 inch微导丝送入打折导管远端

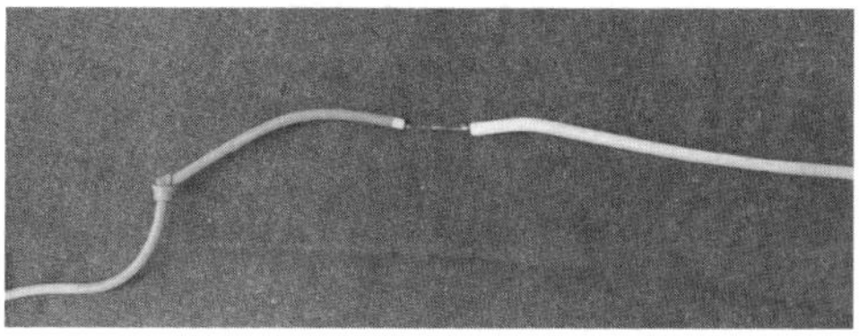

C.2.0 mm×16 mm/20 mm球囊沿微导丝经导引导管送至打折导管远端

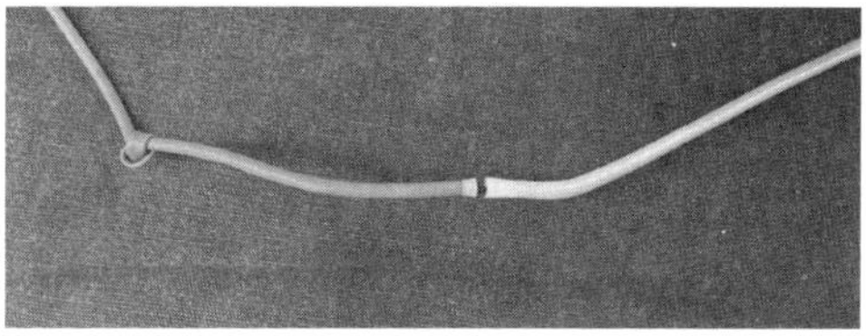

D.充盈球囊，将两根导管连接成功

图8.14　球囊回收技术

（5）长鞘管技术（图8.15）。对于“低位”导管打折，可剪断打结导管的体外接口段，固定打折导管同时撤出原短鞘。然后固定弯折导管的同时送入新的长鞘并抵达打折部位。透视下，在前送长鞘管的同时，反方向旋转并回拉打折导管进入鞘管，撤出打折的导管。此技术最大的难点在于鞘管能否突破“窗台效应”进入桡动脉。

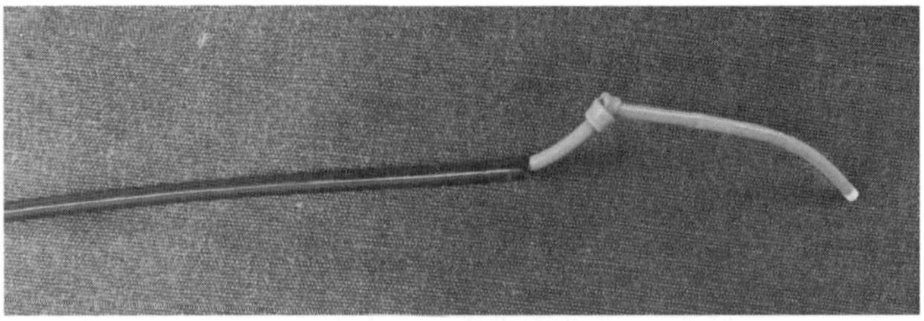

图8.15　长鞘管技术

(6)股动脉入路输送抓捕器。使用抓捕器是一般是最有效的方法。在这个过程中，非常重要的是不要将导管向腕部拉入桡动脉，而应将导管头端保持在较粗的动脉内。一来打折的导管容易损伤直径较小的动脉，二来在较小的动脉中抓捕器更难抓取。建立股动脉通路后将导管经股动脉路径推进至锁骨下动脉，然后使用合适的抓捕器通过导管捕捉打折导管的远端并将打结处拉至粗大血管节段。待导管解旋后，将0.035 inch导丝通过打折导管，松开圈套，将打折导管取出(图8.16)。

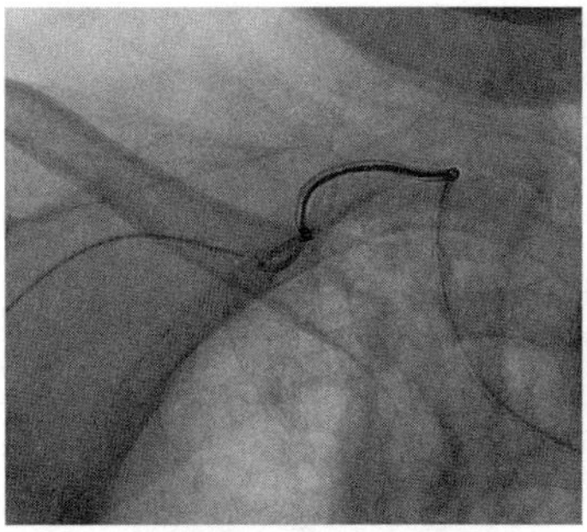

A.抓捕器靠近打折的导管

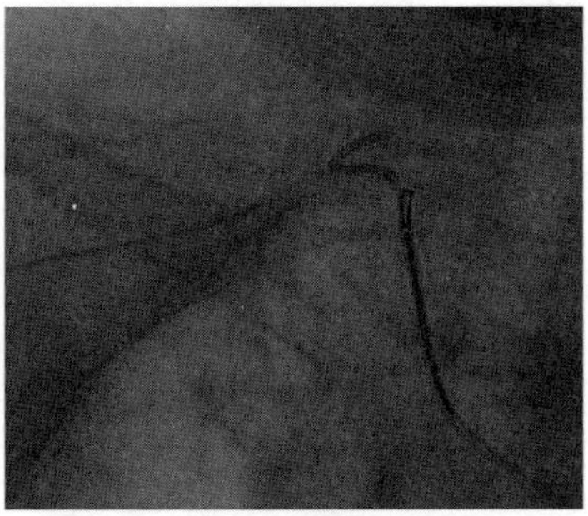

B.成功抓捕

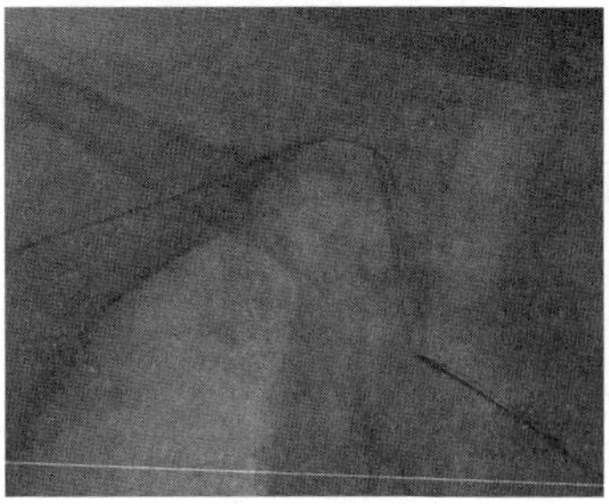

C.解开打折处

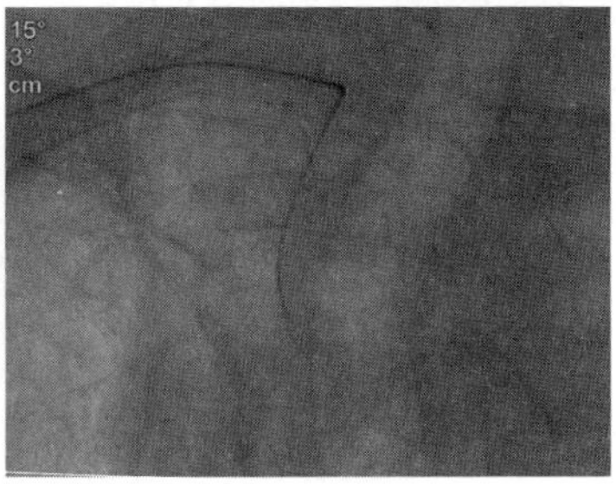

D.导丝跟进

图8.16　抓捕器解弯折

综上，特别需要注意的是一旦发现导管打折，不管打算采取什么方法解开弯折，都应将打折处保留在直径较大的动脉内。

参考文献

[1] 王维治. 神经病学[M]. 3版. 北京：人民卫生出版社，2021.

[2] ALLAN H ROPPER, MARTIN AS, KLEIN JP. Adams and Victor's principles of neurology[M]. 12th ed. New York: McGraw-Hillm, 2023.

[3] 中国医师协会神经外科医师分会神经介入专业委员会，中国医师协会介入医师分会神经介入专业委员会，中华医学会神经外科学分会神经介入专业委员会，等. 经桡动脉入路神经介入诊疗中国专家共识[J]. 中华神经外科杂志，2022，38(10)：980-989.

[4] 中国医师协会神经外科医师分会神经介入专业委员会，中国医师协会介入医师分会神经介入专业委员会，中华医学会神经外科学分会神经介入专业委员会，等. 经桡动脉或远端桡动脉入路行脑血管介入操作中国专家共识[J]. 中国脑血管病杂志，2023，20(1)：63-72.

[5] BEN-DOR I, ROGERS T, SATLER L F, et al. Reduction of catheter kinks and knots via radial approach [J]. Catheter Cardiovasc Interv, 2018, 92 (6): 1141-1146.

[6] PATEL T, SHAH S, PANCHOLY S. A simple approach for the reduction of knotted coronary catheter in the radial artery during the transradial approach[J]. Journal Invasive Cardiol, 2011, 23(5): E126-127.

[7] LAYLAND J, MCGEOCH R, SOOD A. Novel method of rescuing kinked guide catheter from axillary artery in transradial coronary intervention: The balloon retrieval technique[J]. Journal Invasive Cardiol, 2012, 24: E205-206.

[8] LEIBUNDGUT G, LOFFELHARDT N, NEUMANN FJ. Percutaneous retrieval of a twisted guide catheter using a longer second radial sheath[J]. Catheter Cardiovasc Interv, 2014, 83: 560-563.

[9] AMINIAN A, FRASER DG, DOLATABADI D. Severe catheter kinking and entrapment during transradial coronary angiography: Percutaneous retrieval using a sheathless guide catheter [J]. Catheter Cardiovasc Interv, 2015, 85(1): 91-94.

9　经桡动脉脊髓血管造影及治疗

脊髓血管造影是诊断脊髓血管病变的金标准。无论是为了诊断还是介入治疗，脊髓血管造影通常使用4F的C1、C2、H1、SIM 2、单弯及多功能等诊断导管经股动脉进行。2006年佛罗里达大学的Shih-Shan Lang首先报道了经桡动脉脊髓血管造影的可行性，最近，美国明尼苏达大学放射科Quinn C等研究者描述了其机构中8名患者使用经桡动脉途径的脊髓血管造影经验（图9.1），包括1名经桡动脉途径接受脊髓硬脊膜动静脉瘘栓塞的患者（图9.2）。患者基本情况及技术细节见表9.1，经桡动脉和经股动脉的对比见表9.2。

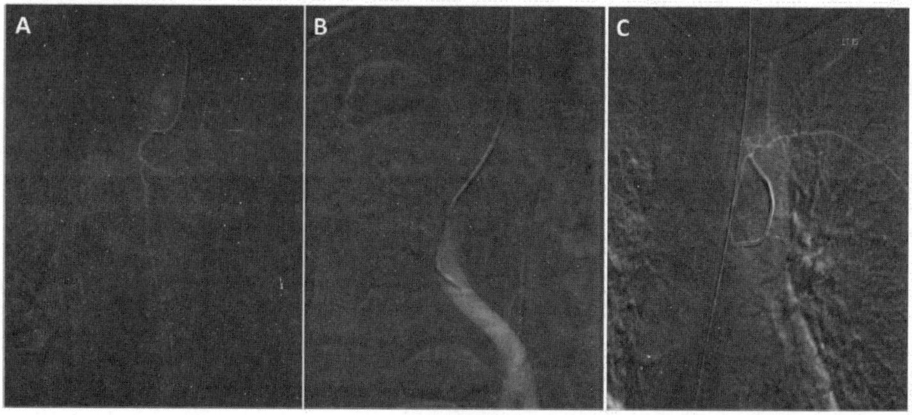

A. 骶正中动脉　　B. 左髂总动脉　　C. 左肋间动脉造影

图9.1　经桡动脉脊髓血管造影

下面介绍一例经桡动脉硬脊膜动静脉瘘的治疗方案。

65岁男性近1个月出现进行性左腿无力大于右腿无力，在胸腰椎MRI上发现硬膜囊内有无数流动空洞(A)。使用H型导管经桡动脉脊髓血管造影显示I型硬脊膜动静脉瘘,从左侧L1节段动脉供血(B)。用5F Ultimate 2导管经桡动脉重新选择,随后通过在Asahi 0.008微导丝(asahi intecc,irvine,CA)上推进Sceptre mini 2.2 mm×9 mm球囊微导管(microvention,aliso viejo,CA)超选脊髓脊神经根支(C)。将Sceptre微型球囊微导管推进到尽可能靠近瘘点,充盈球囊后进行Onyx18液体栓塞剂栓塞(D)。栓塞成功、充分(E)。患者在大约3 d内恢复了几乎完全的下肢力量,并最终完全恢复正常出院回家。

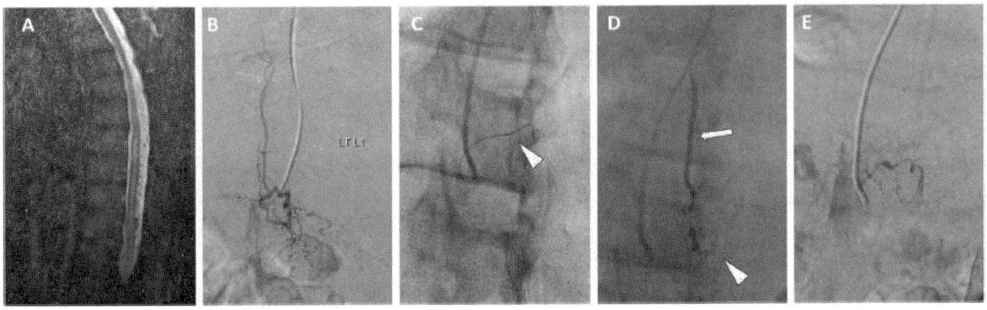

A.腰椎MR显示硬膜囊内的流动空洞　B.脊髓血管造影提示动静脉瘘　C.超选脊髓脊神经根支　D.栓塞剂栓塞　E.栓塞后造影

图9.2 经桡动脉诊断性脊髓动脉造影及治疗

表9.1 人口学资料和技术细节

患者	年龄	性别	诊断	导管	造影剂(mL)	透视时间(min)
1	65	女	正常	H1, SIM 2	150	44.4
2	65	女	正常	H1	150	45
3	55	女	正常	H1	120	32
4	47	男	I型硬脊膜动静脉瘘	H1	100	19
5*	35	女	IVc型髓周动静脉瘘	H1	200	24.5
6	65	男	I型硬脊膜动静脉瘘	H1, Ultimate 2, scepter mini	200	72.3
7	57	男	I型硬脊膜动静脉瘘	H1,Cobra 2	150	31.1
8	27	女	正常	H1	200	52.3

注:*患者做了两次脊髓血管造影。

表 9.2　经桡和经股的对比

项目	经桡 8 例	经股 7 例
平均透视时间(min)	40	37
造影剂用量(mL)	159	170

手术过程中及术后无并发症发生，表明脊髓血管造影可以通过经桡动脉途径成功、安全地完成。

来自加拿大卡尔加里大学神经介入科 Muneer Eesa 回顾性分析 2019 年 8 月—2022 年 1 月远端桡动脉入路行靶向脊髓血管造影和栓塞术 8 例患者的病例资料(表 9.3)，以评估远端桡动脉入路行靶向脊髓血管造影诊治脊髓疾病的安全性和可行性。

所有患者均成功建立经桡动脉入路。7 例患者为脊髓血管瘤(图 9.3)，先行肿瘤靶向栓塞，之后再行脊髓节段动脉夹闭术；1 例患者为硬脊膜动静脉瘘，由于供血动脉迂曲无法栓塞，故行椎板切开＋瘘口去除术。平均透视时间为 31.4 min，无入路出血并发症。1 例患者在术后止血期间使用血管加压装置出现短暂轻度手指麻木，24 h 内完全缓解。

表 9.3　远端桡动脉入路行靶向脊髓血管造影的患者资料

病例	病变	定位	导管入路	导管	穿刺点并发症	24 h 桡动脉通畅情况	透视时间(min)
1	不典型血管瘤	T10	右远桡	5F BHW2 100 cm	无	通畅	29
2	转移性肾细胞癌	T9	左远桡	5F BHW2 100 cm	无	通畅	29
3	低级别软骨肉瘤	T10－11	左远桡	5F BHW2 100 cm	无	通畅	14
4	转移性肾细胞癌	T3	右远桡	5Fr Mani 100 cm	无	通畅	77
5	转移性肾细胞癌	T9	左远桡	5F BHW2 100 cm	轻微左侧大拇指麻木，24 小时内缓解	通畅	32
6	硬脊膜动静脉瘘	T10	左远桡	5F BHW2 100 cm	无	通畅	14

续表

病例	病变	定位	导管入路	导管	穿刺点并发症	24 h桡动脉通畅情况	透视时间(min)
7	转移性肾细胞癌	T9	左远桡	5F BHW2 100 cm	无	通畅	21
8	转移性肾细胞癌	L1	左远桡	5F H1 120 cm	无	通畅	35

注:BHW2:Bentson—Hanafee—Wilson 2。

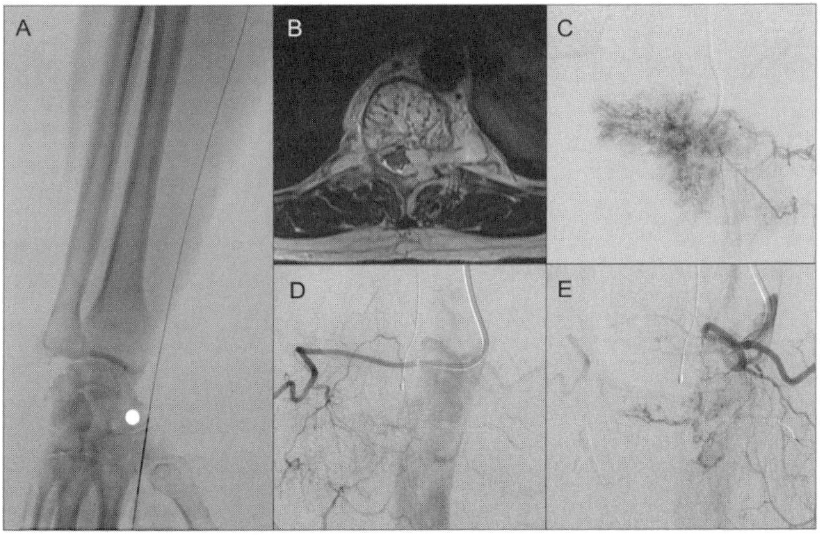

图9.3　远端桡动脉入路行脊髓血管造影和栓塞术

A.透视显示舟状骨处的远桡穿刺点(白色圆圈) B.轴位T2加权成像显示T10节段血管瘤,硬膜外成分压迫脊髓 C.T10节段JB 2导管造影显示与病变相关的染色 D. E.Onyx18液体栓塞剂栓塞病变后双侧T9节段动脉造影显示病变接近完全阻断

本研究亦表明远端桡动脉入路行脊髓血管介入诊治是一种安全可行的方法。

我们不多的经验是:①首先根据病变大体部位判断导管的长度是否能够到达足够远的血管。图9.4为100 cm C2导管经右侧桡动脉所能到达的最远位置(T8椎体附近)。②常备130 cm Pig导管。③C2、SIM 2等导管经桡行走比较远时,超选肋间等动脉的精准度下降,特别是锁骨下—无名动脉迂曲时。因此有时经左桡优于经右桡。④颈段SIM造影时,若超选甲颈干和肋颈干等困难,可在SIM 2内引入一根Distail™或Progreat(泰尔茂)外周微导管超选。需注意的是,由于微导管内径比较细,可在安全范围内提高高压注射器的压力值(具体值不能高于微导管的说明书)(图9.5~图9.6)。

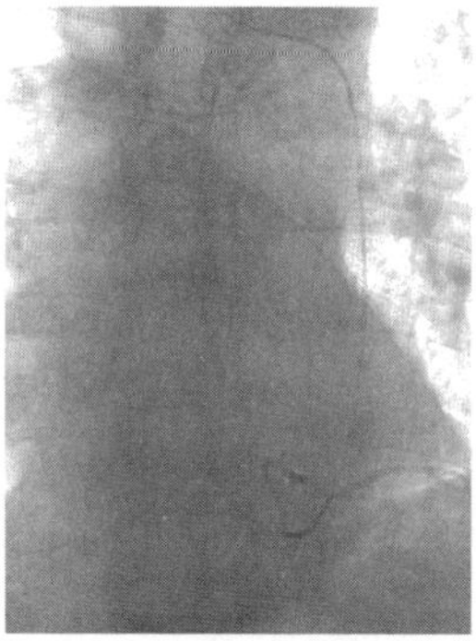

图9.4　100 cm C2导管经右侧桡动脉所能到达的最远位置

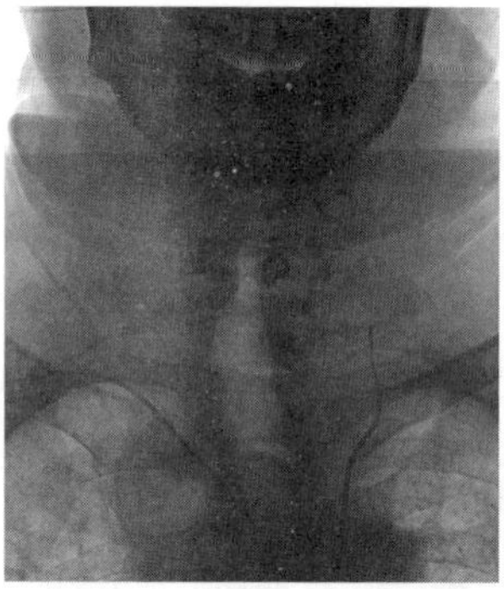

图9.5　SIM 2内留置Progreat微导管超选颈升动脉

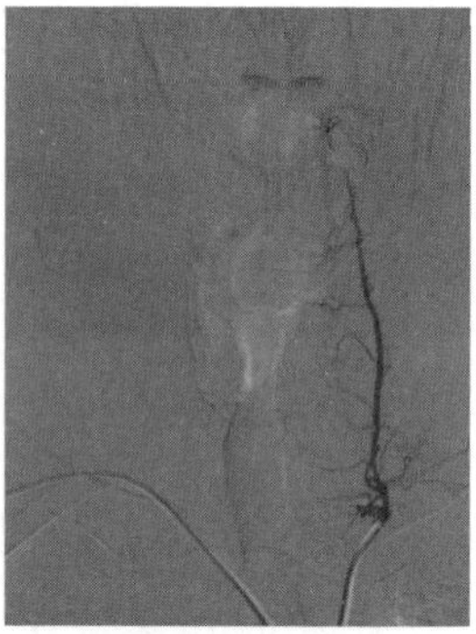

图9.6　Progreat微导管内流速2 mL/s、流量4 mL、压力500 PSI造影的影像

参考文献

[1] 王维治. 神经病学[M]. 3版. 北京：人民卫生出版社，2021.

[2] ALLAN H ROPPER，MARTIN AS，KLEIN JP. Adams and Victor's principles of neurology[M]. 12th ed. New York：McGraw—Hillm，2023.

[3] LANG S S，ESKIOGLU E，MERICLE R A. Intraoperative angiography for neurovascular disease in the prone or three-quarter prone position [J]. Surg Neurol，2006，65(3)：283—289.

[4] QUINN C，MASOOD K，MEHTA T，et al. Trans-radial spinal angiography：A single-center experience [J]. Interv Neuroradiol，2024，30(2)：288—292.

[5] EESA M，MITHA AP，LEWKONIA P. Distal transradial access for targeted spinal angiography and embolization [J]. Interv Neuroradiol，2023，29 (5)：498—503.

10 经桡动脉颈内动脉起始部狭窄介入治疗

2002年,韩国Junghan Yoon等报道了第一例经桡动脉的颈内动脉起始部支架植入术。由于6F的导引导管仅能通过≤7 mm的Wallstent支架和≤8 mm的Precise支架,且在输送中较难进行造影定位。结合桡动脉直径,颈内动脉起始部狭窄拟行经桡动脉介入治疗时,一般通过以下3种方式建立通路:①多功能长鞘;②6F/7F薄壁桡鞘配合6F/7F 桡动脉专用导管;③7F薄壁桡鞘配合7F MP Guiding。

10.1 通路一:多功能长鞘建立通路

主要步骤:穿刺置入6F桡动脉鞘,260 cm硬0.035 inch导丝置于降/升主动脉。撤出短鞘,沿260 cm硬0.035 inch导丝输送多功能长鞘,撤出鞘芯后长鞘内行125 cm SIM 2。SIM 2号上成袢后超选左/右颈总动脉。沿SIM 2输送长鞘。长鞘到位后撤出SIM 2,通路建立。(图10.1)

技术难点:多功能长鞘在上行过程中,桡动脉可能痉挛,甚至将长鞘"抱死"。

解决方案:①穿刺点充分麻醉;②置入短鞘后充分的"鸡尾酒"预防桡动脉痉挛;③必要时镇痛镇静。

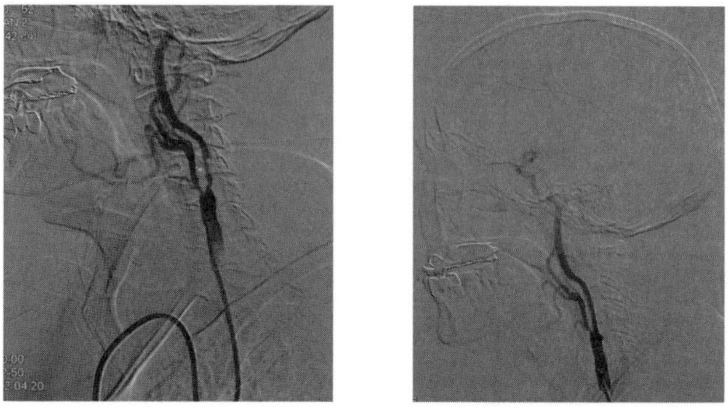

A.通路建立　　B.支架释放后狭窄解除

图 10.1　术中影像一

病例手术过程：穿刺置入6F桡动脉鞘，260 cm硬0.035 inch导丝置于降主动脉处。撤出短鞘，沿260 cm硬0.035 inch导丝输送6F多功能长鞘，撤出鞘芯后长鞘内行125 cm SIM 2。SIM 2弓上成袢后超选左颈总动脉。沿SIM 2输送长鞘。长鞘到位后撤出SIM 2。4 mm保护伞置于左侧颈内动脉C2段，4 mm×30 mm球囊扩张后置入7 mm×40 mm自膨支架一枚。

10.2　通路二：桡动脉专用通路导引系统建立通路

主要步骤：穿刺桡动脉置入6F/7F薄壁鞘，桡动脉专用外导管内衬其专用的内导管或125 cm SIM 2前行，SIM 2在弓上成袢超选左/右颈总动脉，送入260 cm硬0.035 inch导丝并将其头端置于颈外动脉（尽可能远），然后将桡动脉专用外导管推送至颈总动脉。（图10.2）

技术难点一：90/95 cm桡动脉专用外导管软头段的长度为4 cm，软段和硬段无过渡带，若遇到右颈总和右锁骨下锐角或左颈总动脉和主动脉弓锐角时，软头端通过夹角后外导管可能无法再进一步到位。

解决方案：105/115外导管的软头端长度为8 cm，一般可提供足够的支持。此时注意外导管接短Y阀，否则后续球囊/支架可能无法到位。

技术难点二：105/115外导管配套内导管的长度为140 cm，150 cm常规0.035 inch导丝无法引导，260 cm 0.035 inch导丝扭控费力。

解决方案：使用105/115外导管时，用125 cm的SIM 2，Cordis 125 cm SIM 2支撑更佳。

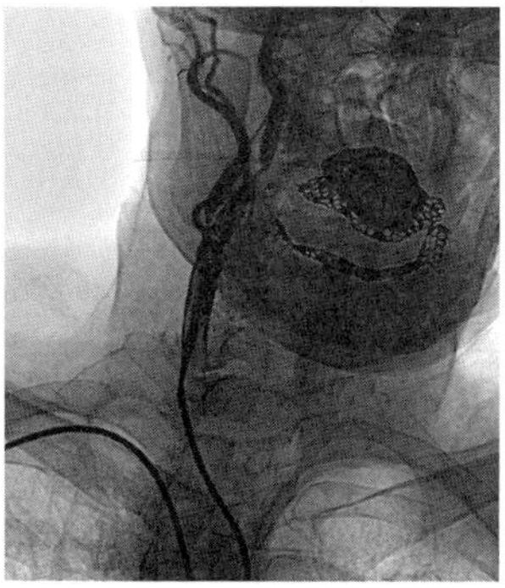

A.通路建立

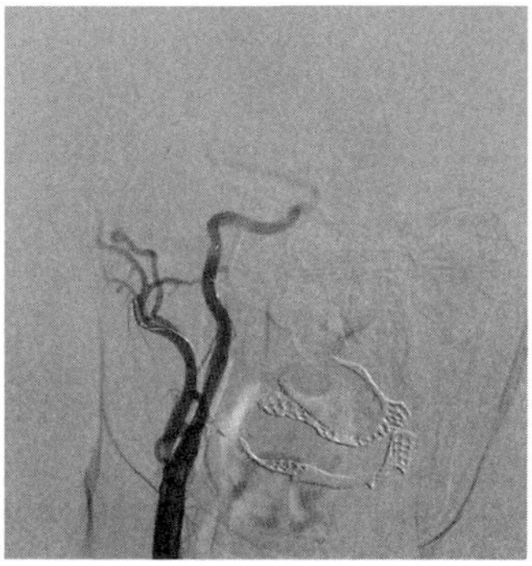

B.支架释放后狭窄解除

图10.2　术中影像二

病例手术过程：穿刺桡动脉置入7F薄壁鞘，桡动脉专用外导管内衬125 cm SIM 2前行，SIM 2在弓上成袢超选右颈总动脉，送入260 cm硬0.035 inch导丝并将其头端置于枕动脉，然后将桡动脉专用外导管推送至颈总动脉。4 mm保护伞置于右侧颈内动脉C2段，4 mm×20 mm球囊扩张后置入7 mm×30 mm自膨支架一枚。

注意：①此病人由于右侧颈总动脉和右侧锁骨下动脉锐角，外导管仅软头端通过了锐角。②颈外动脉留置了微导丝进一步提高支撑。③路径迂曲时，尽可能选短和细的球囊及支架。

10.3　通路三：7F薄壁桡鞘配合7F MP Guiding建立通路

主要步骤：穿刺桡动脉置入7F薄壁鞘，7F MP Guiding内衬125 cm SIM 2前行，SIM 2在弓上成袢超选左/右颈总动脉，送入260 cm硬0.035 inch导丝并将其头端置于颈外动脉（尽可能远），然后将7F MP Guiding导航至颈总动脉。

技术难点一及解决方案：260 cm硬0.035 inch导丝在颈外动脉上行的过程中，SIM 2可能会下坐。此时可退出260 cm硬0.035 inch导丝，沿SIM 2送0.014 inch

微导丝至颈外动脉分支，沿0.014 inch微导丝送入2.0 mm×15 mm球囊并充盈至命名压，助手体外固定球囊，沿球囊上行7F MP Guiding即可到位。(图10.3)

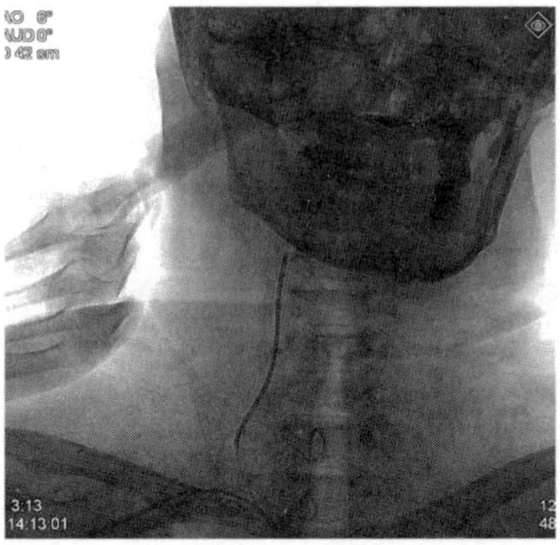

图10.3 球囊辅助上行7F MP Guiding

技术难点二及解决方案：260 cm硬0.035 inch导丝到位后，SIM 2上跟到位，但Guiding进入颈总动脉开口时导丝和SIM 2下坐。此时不可强行上送Guiding，可回抽SIM 2，此时Guiding会在反方向力的作用下上行。待Guiding进入颈总动脉开口后再上行SIM，如此反复"推拉"可将Guiding导航到位。

技术难点三及解决方案：颈外动脉闭塞/重度狭窄，0.035 inch导丝无着陆点。可按图10.4的方法将0.035 inch泥鳅导丝塑成"回"形弯。此时在颈总动脉上行0.035 inch泥鳅导丝时，导丝会回行，即可提供足够的支撑。(图10.5)

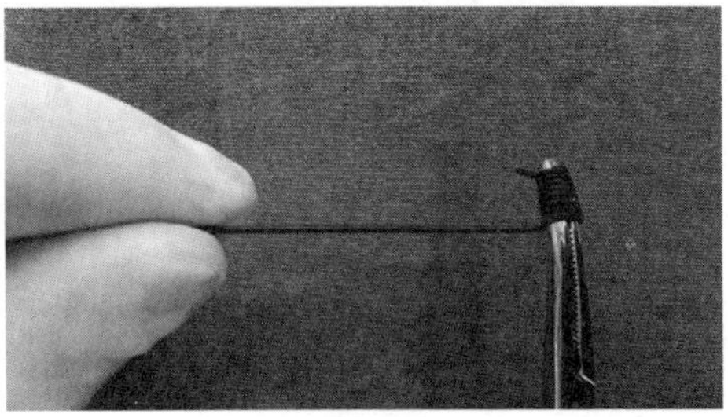

图10.4 泥鳅导丝塑"回"形弯

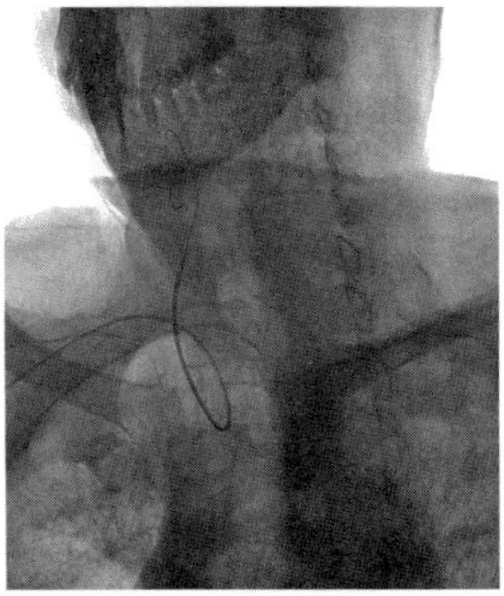

图10.5 术中影像三

病例一手术过程：穿刺右桡，置入7F薄壁鞘，鞘内推注"鸡尾酒"预防桡动脉痉挛。7F MP Guiding内衬125 cm SIM 2前行，SiIM 2在弓上成袢超选右颈总动脉，送入

260 cm硬0.035 inch导丝并将其头端置于右侧面动脉，“推拉”技术将7F MP Guiding推送至右颈总动脉。4 mm保护伞置于右侧颈内动脉C3段，4.5 mm×30 mm球囊扩张后置入7 mm×30 mm自膨支架一枚。(图10.6)

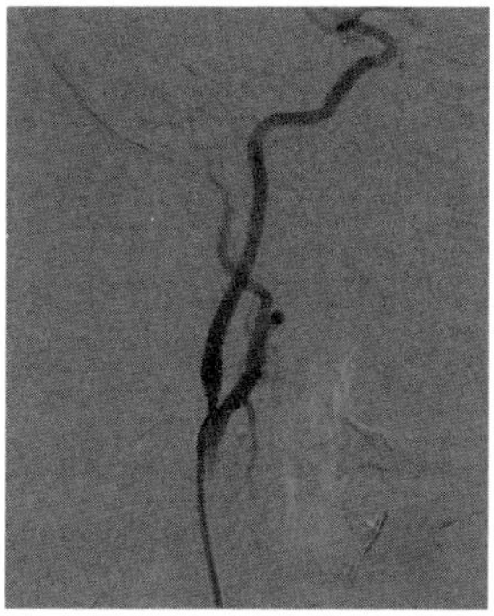
A.通路建立

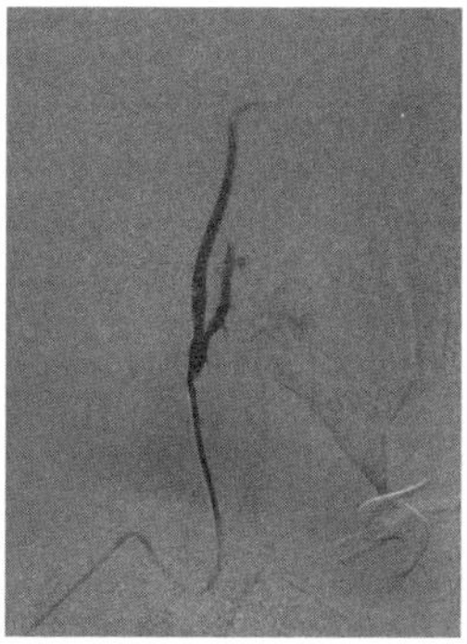
B.支架释放后狭窄解除

图10.6　术中影像四

病例二手术过程：穿刺右桡，置入7F薄壁鞘，鞘管内推注“鸡尾酒”预防桡动脉痉挛。7F MP Guiding内衬125 cm SIM 2前行，SIM 2在弓上成袢超选左颈总动脉，送入260 cm硬0.035 inch导丝并将其头端置于左侧上颌动脉，“推拉”技术将7F MP Guiding推送至左颈总动脉。4 mm保护伞置于左侧颈内动脉C1段，5 mm×30 mm球囊扩张后置入7 mm×30 mm自膨支架一枚。(图10.7)

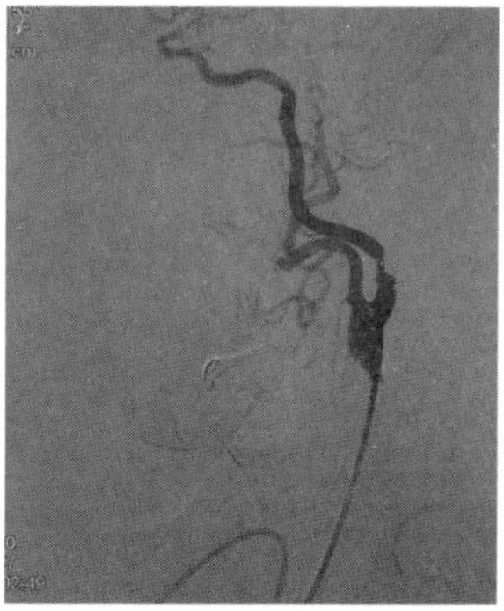
A.通路建立

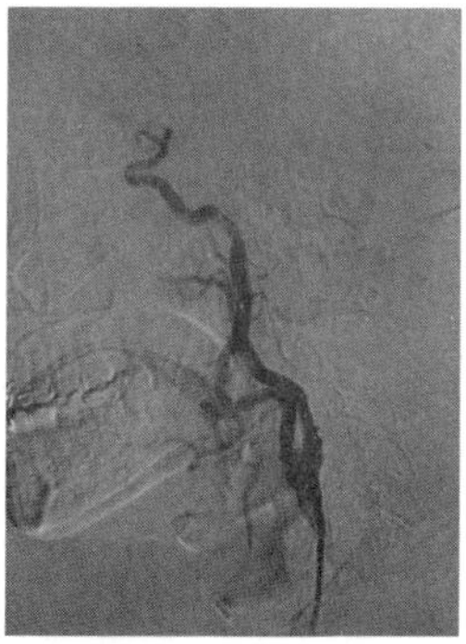
B.支架释放后狭窄解除

图10.7　术中影像五

参考文献

[1] 王维治. 神经病学[M]. 3版. 北京：人民卫生出版社，2021.

[2] ALLAN H ROPPER, MARTIN AS, KLEIN JP. Adams and Victor's principles of neurology[M]. 12th ed. New York：McGraw—Hillm，2023.

[3] YOO B S, LEE S H, KIM JY, et al. A case of transradial carotid stenting in a patient with total occlusion of distal abdominal aorta [J]. Catheterization and cardiovascular interventions：Official journal of the Society for Cardiac Angiography & Interventions，2002，56(2):243—245.

11 经桡动脉椎动脉起始部狭窄的介入治疗

大约25%的缺血性卒中发生于椎—基底动脉系统,其中椎动脉开口狭窄最为常见,无症状椎动脉狭窄的病人亦有更高的后循环缺血性卒中的风险。1999年Richard D. Fessler等首次报道了2例经桡动脉入路行椎动脉支架植入术。得益于设备和材料的改进,经桡动脉入路治疗后循环血管疾病的技术已经得到广泛的应用,其可用性和安全性均高于经股动脉入路。

11.1 TRA治疗同侧椎动脉开口狭窄

通路:同侧桡动脉置入6F鞘,6F Guiding内衬4F多功能管,在泥鳅导丝引导下,6F Guiding置于椎动脉开口处。0.014 inch微导丝可单独或在多功能管辅助下通过椎动脉狭窄处并将其头端置于V2远端,交换出多功能管,通路即建立。

技术难点及解决方案:低位椎动脉开口、椎动脉与锁骨下动脉呈锐角,特别是<30°时,微导丝往往不能直接进入椎动脉。解决方案:①可在Guiding内衬多功能导管、pig导管或可调节导管,利用其较大的角度回勾住椎动脉开口。同时为避免导丝下坐,建议使用较硬的微导丝。②增加微导丝头部的塑形角度。③按照患者的呼吸节奏进行微导丝操作,即在患者吸气的时候,导丝进入,在呼气的时候,就停下来,或在患者完全屏气的情况下,再推进微导丝。

病例一:患者,男性,68岁,因眩晕2天入院。4个月前曾诊断小脑梗死。入院行脑MRI可见左侧延髓背外侧急性梗死(图11.1)。脑血管造影可见右侧椎动脉开口处重度狭窄(图11.2)。右侧桡动脉置入6F鞘,同轴输送6F Guiding、4F多功能导管和0.035 inch泥鳅导丝至右椎动脉开口处。撤出泥鳅导丝,将多功能导管头端指向椎动脉开口，3 m 0.014 inch微导丝通过多功能导管进入椎动脉V2远端，交换出多功能导管，在微导丝引导下将1枚4 mm×16 mm球扩支架置于狭窄处，命名压释放，复查造影，狭窄解除。(图11.3)

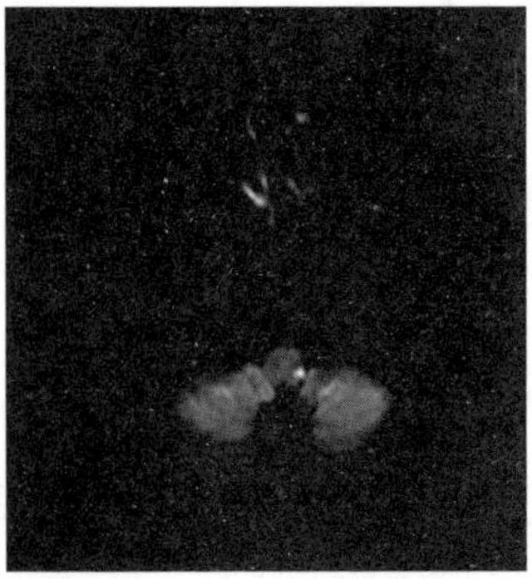

图11.1　延髓腹外侧梗死

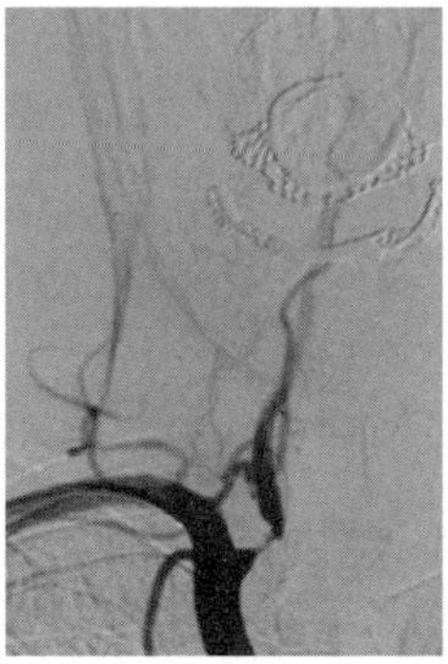

图11.2　右侧椎动脉开口狭窄

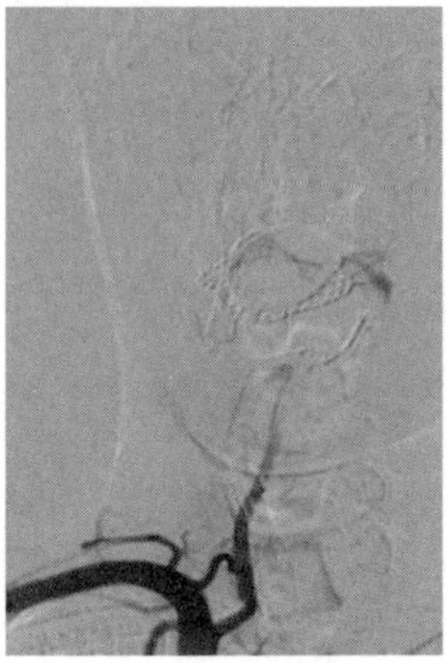

图11.3　术后狭窄解除

病例二：患者，男性，64岁，因左侧肢体无力20 h入院。MRI提示脑桥右侧部急性梗死(图11.4)。脑血管造影可见左侧椎动脉开口重度狭窄(图11.5)。左侧桡动脉置入6F鞘。同轴输送6F Guiding和0.035 inch泥鳅导丝至左椎动脉开口处，3 m 0.014 inch微导丝通过狭窄进入左侧椎动脉V2段远端，在微导丝引导下将1枚4 mm×12 mm球扩支架置于狭窄处，命名压释放，复查造影，狭窄解除。(图11.6)

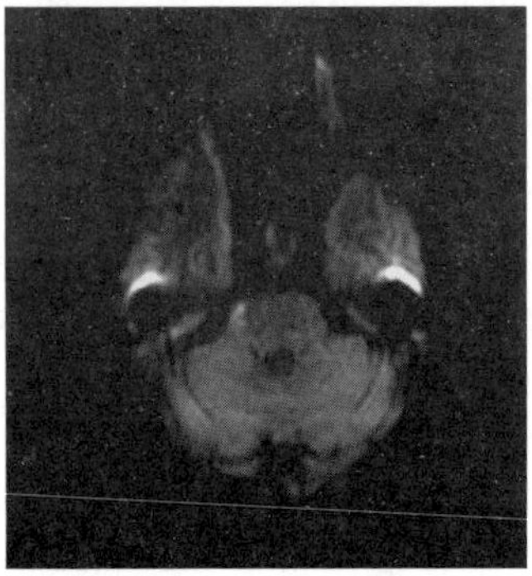

图11.4　右侧桥臂梗死

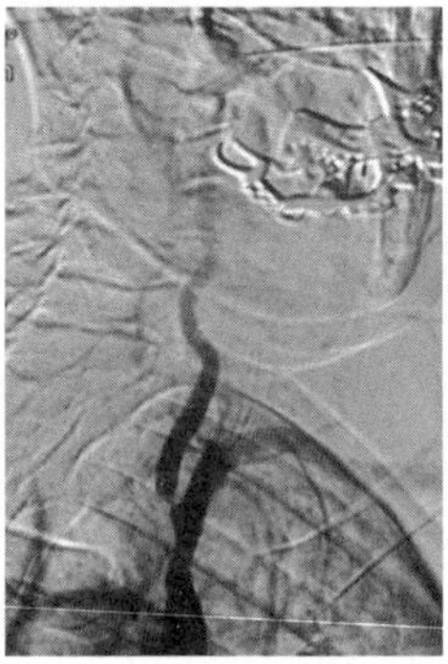

图11.5　左侧椎动脉开口重度狭窄

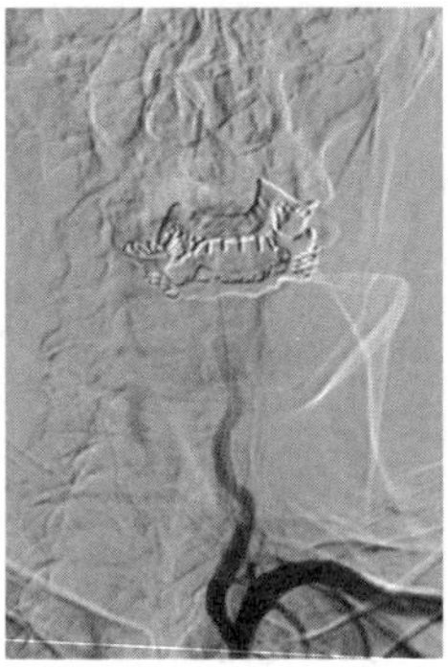

图11.6　术后狭窄解除

11.2　TRA治疗对侧椎动脉开口狭窄

对于低位椎动脉、椎动脉开口角度较小的情况,可经对侧桡动脉治疗。导引导管由对侧桡动脉进入锁骨下动脉近心端,其头端恰好指向椎动脉开口。此外,同时治疗双侧椎动脉开口狭窄时,也可用到此技术。

通路:①穿刺目标动脉对侧桡动脉,置入6F鞘,6F Guiding 内衬4F SIM 2导管送入主动脉弓,SIM 2成袢后插入目标侧锁骨下动脉,SIM 2内输送V18导丝至目标侧肱动脉远端以稳定系统。撤出SIM 2导管,此时Guiding头端方向与椎动脉方向一致,通路即建立。②亦可直接使用Envoy 6F SIM 2导引导管插入目标锁骨下动脉,利用其头端小弯指向椎动脉开口,建立通路。为稳定通路,也可在Envoy 6F SIM 2内衬V18导丝,并将其远端送入肱动脉以远。③如不能获取Envoy 6F SIM 2导引导管,可使用6F EBU导引导管,内衬4/5F SIM 2导管,利用EBU末端的U型弯(图11.7),将开口指向对侧椎动脉开口(步骤可参考病例三的左侧椎动脉支架植入部分)。

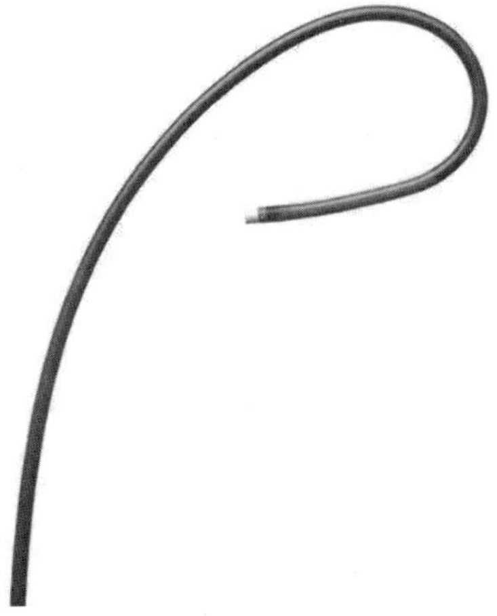

图11.7　EBU导引导管

病例三:患者,男性,59岁,因头晕2个月入院。既往有高血压病和糖尿病病史。脑血管造影提示双侧椎动脉开口处重度狭窄。(图11.8和图11.9)

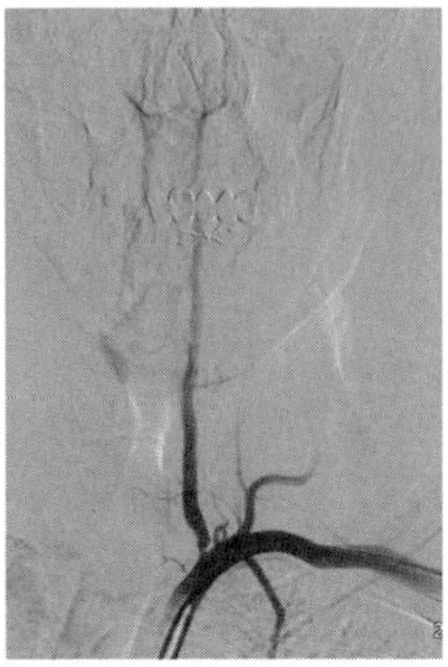

图 11.8　左侧椎动脉开口狭窄

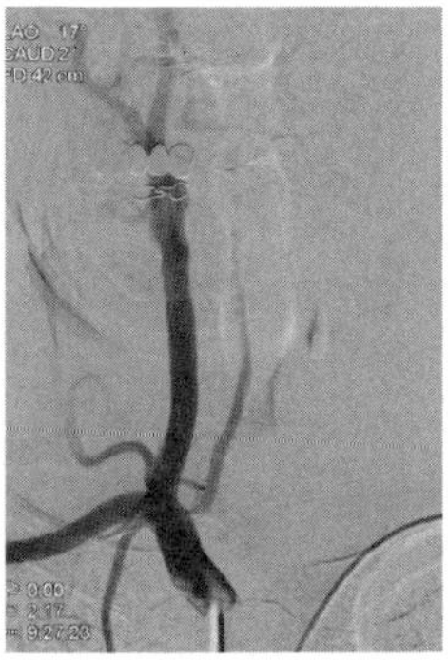

图 11.9　右侧椎动脉开口狭窄

手术步骤：右侧桡动脉置 6F 鞘，6F EBU 导引导管内衬 125 cm 5F SIM 2 导管，自右侧桡动脉进入主动脉弓成袢，SIM 2 头端进入左侧锁骨下动脉（图 11.10），通过 SIM 2 导管将 V18 导丝置入左侧肱动脉，前推 EBU 导引导管至左侧锁骨下动脉起始部（图 11.11），撤出 SIM2 导管（图 11.12）。EBU 导管内输送微导丝至左侧椎动脉 V2 远端（图 11.13），沿微导丝将 1 枚 3.5 mm×16 mm 球扩支架释放于椎动脉狭窄处，复查造影，狭窄解除（图 11.14）。固定 V18 导丝回抽 EBU 导管至右侧椎动脉开口处，沿 EBU 导管将微导丝送至右侧椎动脉 V2 远端（图 11.15），沿微导丝将 1 枚 4 mm×16 mm 球扩支架输送至右侧椎动脉开口处，命名压释放，复查造影，狭窄解除。（图 11.16）

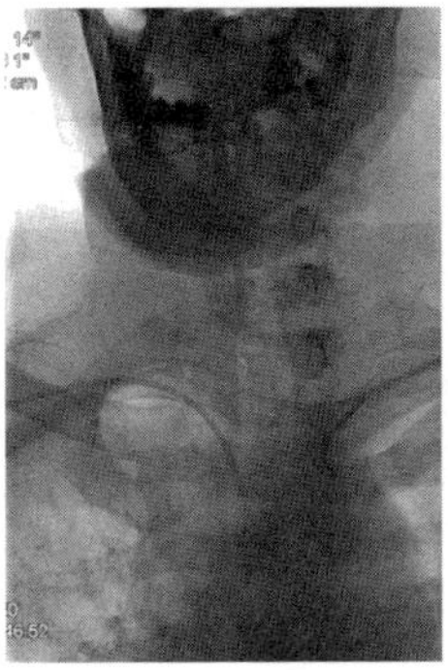

图 11.10　SIM 2 进入左侧锁骨下动脉

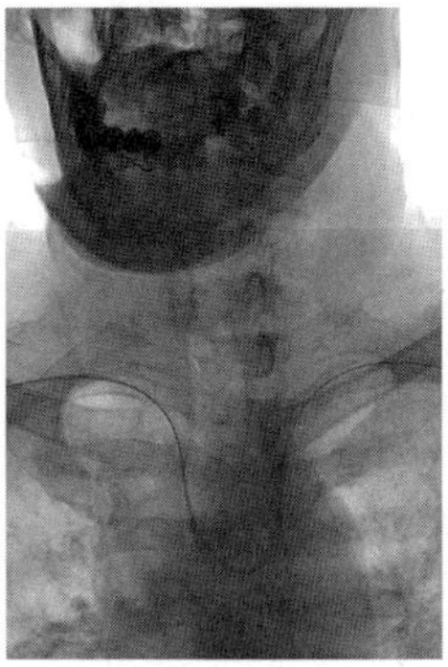

图 11.11　V18 导丝置入左侧肱动脉

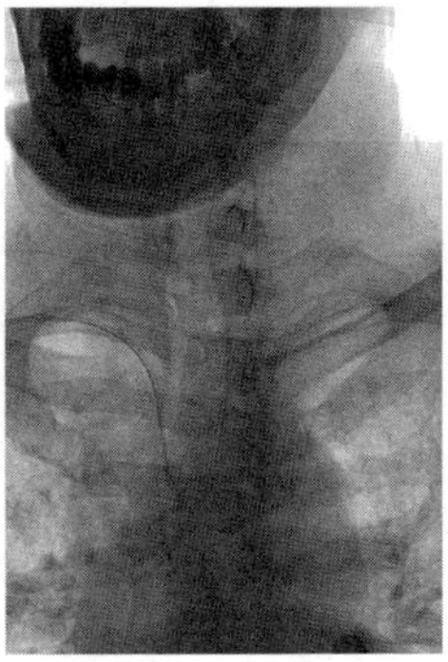

图 11.12　EBU 导管到位

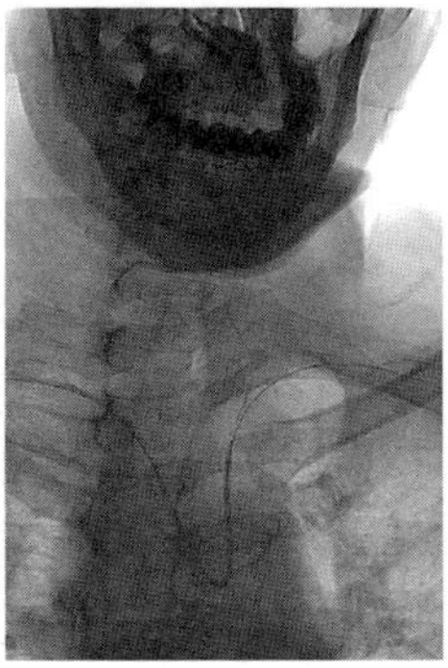

图 11.13　微导丝进入左侧椎动脉

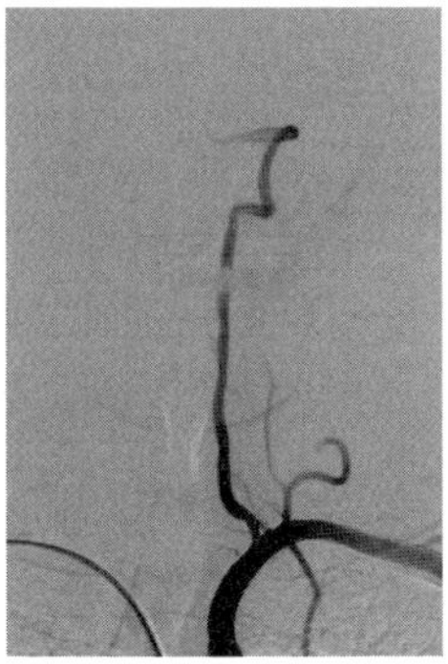

图11.14 术后狭窄解除

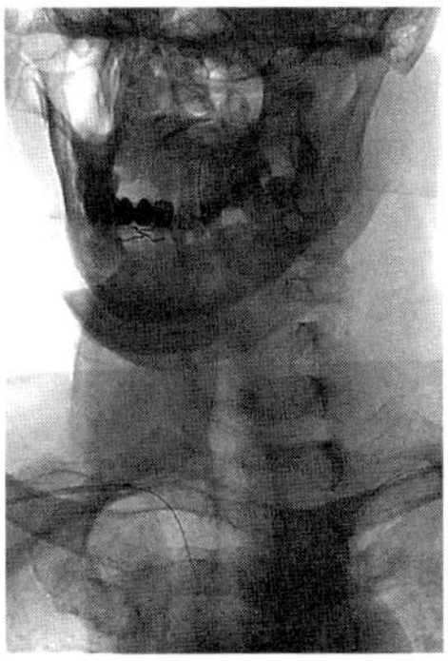

图11.15 EBU退至右侧椎动脉开口

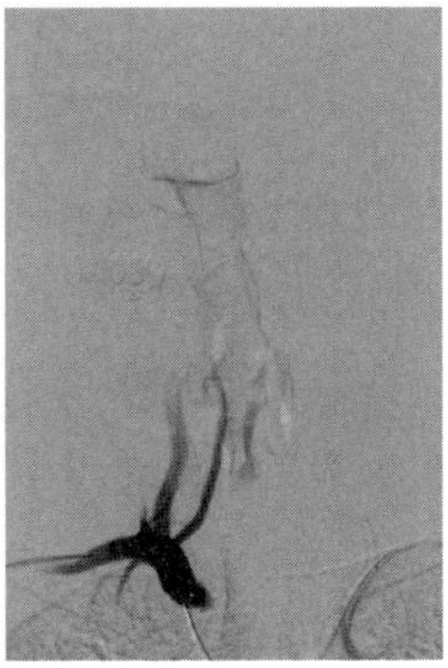

图11.16 术后狭窄解除

经桡动脉入路行椎动脉开口支架植入的优点是通路的建立相对简单,但也有其局限性。低位椎动脉、角度较小的椎动脉同侧建立通路、输送支架或球囊都比较困难,且支架术后会改变原有血管的形态。术前行CTA评估椎动脉开口角度再决定穿刺位置,可优化手术路径。总体来说,其仍是一种安全、快速、舒适的方式。随着介入材料性能的不断演进,将获得更广泛的应用。

参考文献

[1] GORDON PERUE G L, NARAYAN R, ZANGIABADI A H. Prevalence of vertebral artery origin stenosis in a multirace-ethnic posterior circulation stroke cohort: Miami Stroke Registry (MIAMISR)[J]. International Journal of Stroke: Official Journal of the International Stroke Society, 2015, 10(2): 185—187.

[2] COMPTER A, VAN DER WORP H B, ALGRA A. Prevalence and prognosis of asymptomatic vertebral artery origin stenosis in patients with clinically manifest arterial disease[J]. Stroke, 2011, 42(10): 2795—2800.

[3] FESSLER R D, WAKHLOO A K, LANZINO G. Transradial approach for vertebral artery stenting: Technical case report[J]. Neurosurgery, 2000, 46(6):

1524－1527; discussion 1527－8.

[4] CHENGZHE F, XIAXIA H, FANG L. Comparative analysis of vertebral artery stent implantation via femoral artery and radial artery[J]. National Medical Journal of China, 2019, 99(37): 2912－2915.

[5] 朱灿敏，常畅，王迪黎，等. 桡动脉入路与股动脉入路椎动脉起始部支架植入术的效果对比分析[J]. 中华神经医学杂志，2022，21(09)：879－884.

12 经桡动脉前循环颅内段狭窄介入治疗

前循环颅内段的治疗，通路问题基本等同经桡动脉行颈动脉起始部支架置入。经桡颈内动脉起始部介入治疗的3种通路均可将导引导管/长鞘引导至颈总动脉，然后调整导丝和导管即可将导引导管/长鞘引导至颈内动脉，在导引导管/长鞘内内可将中间导管/远端通路导管等导航至颅内，完成后续操作。

12.1 通路一

近端6F/7F Guiding支撑，5F中间导管上行到C4段及以上。

病例手术过程：穿刺右侧桡动脉，置入7F桡动脉薄壁鞘。125 cm SIM 2导管引导7F MP Guiding到达左侧颈内动脉C1段，中间导管到达左侧颈内动脉C4段，微导管配合微导丝通过狭窄处并证实真腔，沿微导丝于狭窄处命名压释放3*12药物支架一枚。(图12.1)

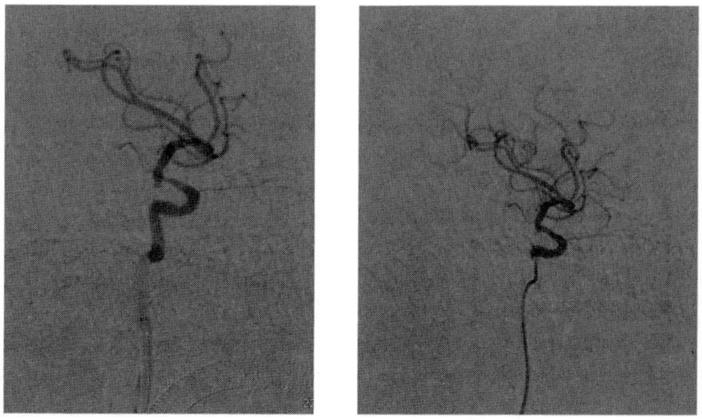

A. 术前造影提示重度狭窄　　B. 支架释放后狭窄解除

图12.1　术中影像

12.2 通路二

采用TRUST技术。

海军军医大学第一附属医院的黄清海教授团队基于中间导引导管在经桡入路建立通路的使用过程中的经验，创新性地提出了TRUST经桡中间导管同轴技术(Trans-radial coaxial catheter technique using a short sheath, simmons catheter and intermediate catheter)，即使用短鞘+SIM导管+中间导引导管的组合。首先用R-DAS技术(经桡DA/DAC/DAS + SIM导管同轴技术。英文全称为Trans-radial telescoping catheter technique with a distal access catheter/distal access long sheath and simmons catheter)通过SIM 2导管进行降主动脉成形，超选颈总动脉，导丝到位，然后将中间导管/远端通路导引导管放置到位。中间导管/远端通路导引导管放置到位后，将0.035 inch导丝保留在体内，将造影导管撤出。然后再置入一根0.018 inch的加硬导丝，放置到位。0.018 inch导丝头端到达中间导管/远端通路导引导管的头端，这个时候再撤出0.035 inch导丝。在整个过程中，中间导管/远端通路导引导管内部一直有一根导丝在支撑，就可以避免导管打折及下坐。

技术难点：目前中间导管非桡动脉专用导管，近端支撑相对MP/MPA/MPD Guiding及长鞘等仍较弱。当远端路径迂曲、狭窄严重或血管壁粥样硬化严重时，中间导管可能无法到达C4及更远，不利于后续的操作。

解决方案：中间导管在0.018 inch等导丝的引导下无法继续上行后，可送入0.014 inch微导丝，然后沿微导丝上行球囊/支架。在这些操作过程中，利用球囊/支架“推拉技术”可辅助中间导管高到位。

病例2.1：

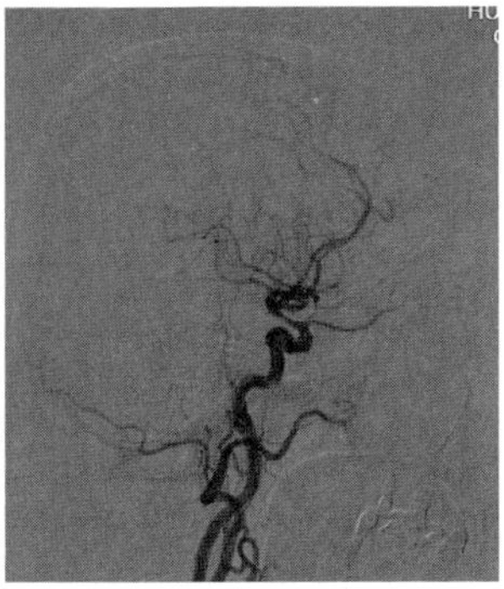

A.造影提示病变处重度狭窄

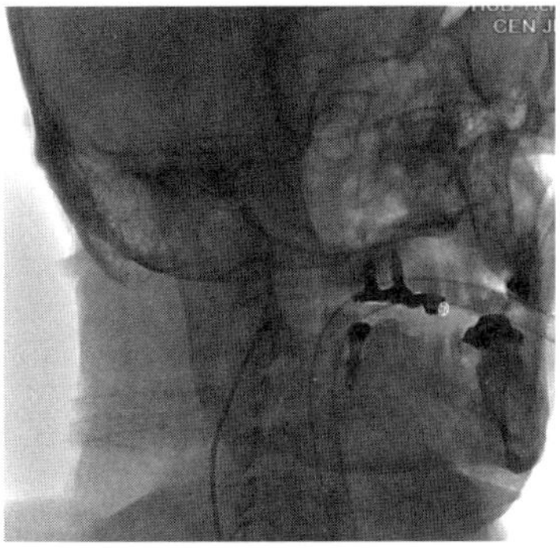

B.中间导管到位

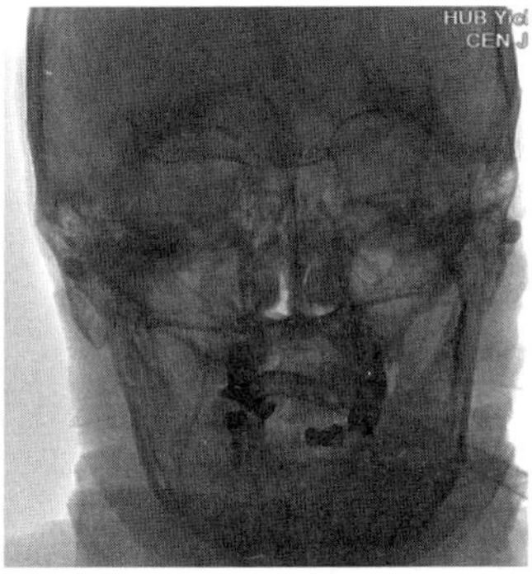

C.微导丝微导管到位

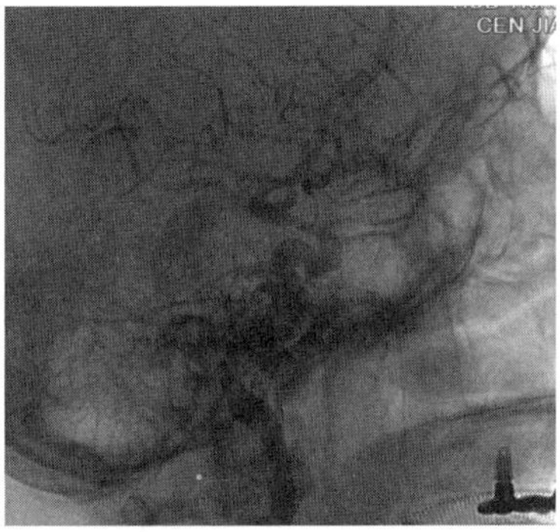

D.支架释放后狭窄解除

图12.2　病例2.1术中影像

病例2.1手术经过:右侧桡动脉穿刺,造影证实右侧颈内动脉C7段重度狭窄。TRUST技术将中间导管导航至右侧颈内动脉C4段,微导管配合微导丝通过狭窄处并证实真腔,沿微导丝与狭窄处命名压释放3*12药物支架一枚。(图12.2)

病例2.2:

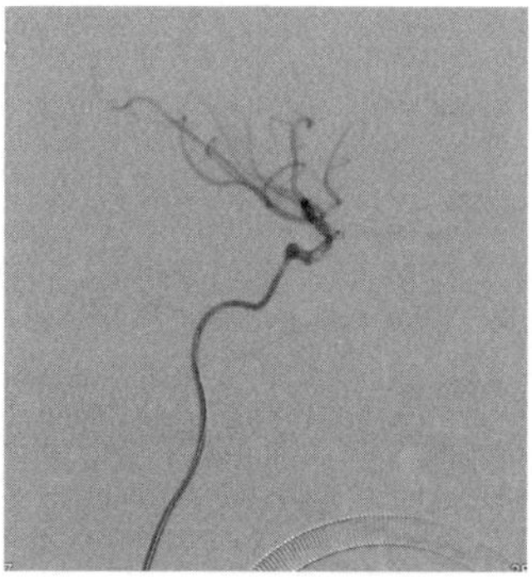

A.造影提示病变处重度狭窄

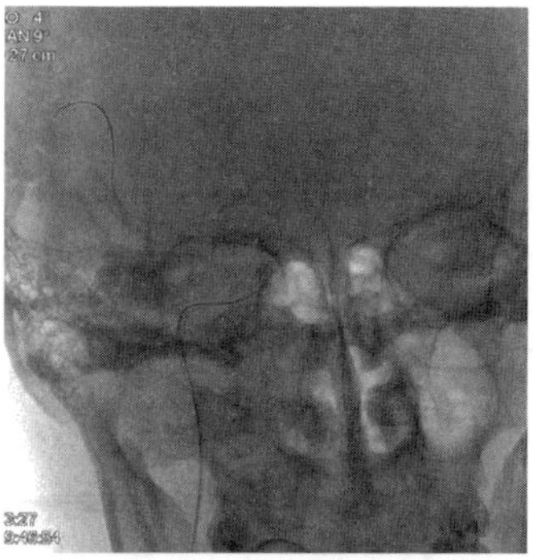

B.单用中间导管支撑下支架无法通过狭窄处

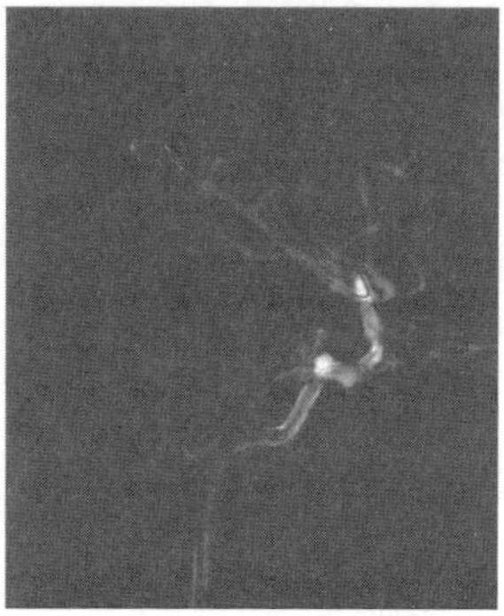

C.近端7F MP Guiding支撑

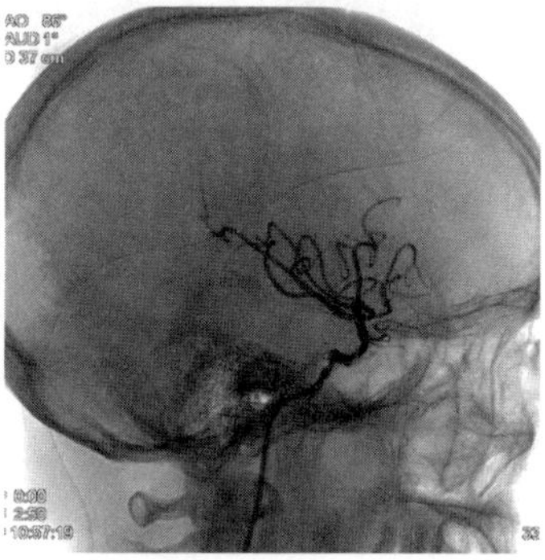

D.特洛伊木马技术释放支架

图12.3　病例2.2术中影像

病例2.2手术经过：TRUST技术过程中，由于狭窄严重，支架在试图通过狭窄段时6F中间导管下坐明显，致使支架无法通过狭窄。改行近端7F MP Guiding支撑，5F中间导管通过狭窄处后，特洛伊木马技术释放支架。（图12.3）

参考文献

[1] 王维治. 神经病学[M]. 3版. 北京：人民卫生出版社，2021.

[2] ALLAN H ROPPER，MARTIN AS，KLEIN JP. Adams and Victor's principles of neurology[M]. 12th ed. New York：McGraw—Hillm，2023.

[3] 中国医师协会神经外科医师分会神经介入专业委员会，中国医师协会介入医师分会神经介入专业委员会，中华医学会神经外科学分会神经介入专业委员会，等. 经桡动脉入路神经介入诊疗中国专家共识[J]. 中华神经外科杂志，2022，38(10)：980—989.

[4] 中国医师协会神经外科医师分会神经介入专业委员会，中国医师协会介入医师分会神经介入专业委员会，中华医学会神经外科学分会神经介入专业委员会，等. 经桡动脉或远端桡动脉入路行脑血管介入操作中国专家共识[J]. 中国脑血管病杂志，2023，20(1)：63—72.

13 经桡动脉后循环颅内段狭窄的介入治疗

据报道，由症状性颅内动脉粥样硬化性狭窄（symptomatic intracranial atherosclerotic stenosis，SICAS ）引起的复发性短暂性脑缺血发作和脑梗死的发病率每年高达25%。椎动脉狭窄是后循环缺血性卒中的一个重要病因。牛津血管研究和新英格兰登记处的数据显示：椎动脉或基底动脉起源脑卒中的发病率为26%～32%。MIAMISR队列研究显示多人种人群中，有5.2%的患者的椎动脉狭窄是后循环卒中的直接原因。一项单中心研究表明，对于症状性颅内椎动脉和基底动脉狭窄患者，支架置入术的安全性尚可，90 d颅内出血事件2.1%，缺血事件7.2%，死亡事件2.1%。Bendok BR等首先报道了其在2003年经桡动脉入路治疗颅内后循环动脉瘤和动脉粥样硬化。TRA治疗椎—基底动脉狭窄使用中间导管即可完成治疗，无须使用导引导管。其安全性、舒适性、成本控制均优于经股动脉入路（transfemoral access，TFA）。

通路：如目标血管为右侧椎动脉或基底动脉，可在右侧桡动脉置鞘，反之左侧置鞘。桡动脉或远桡动脉穿刺成功后置入5F鞘，0.035 inch泥鳅导丝引导5F中间导管至椎动脉V2远端，微导管和微导丝接力将中间导管引导至颅内病变近心端，通路即建立完毕。对于椎动脉角度较小或者椎动脉迂曲的患者，可采用近端支撑力较强的中间导管。

病例一：患者，男性，71岁，因眩晕20 d入院。既往有吸烟史。入院行颅脑磁共振检查提示双侧小脑梗死（图13.1），脑血管造影可见左侧椎动脉V4段重度狭窄（图13.2），右侧椎动脉纤细。

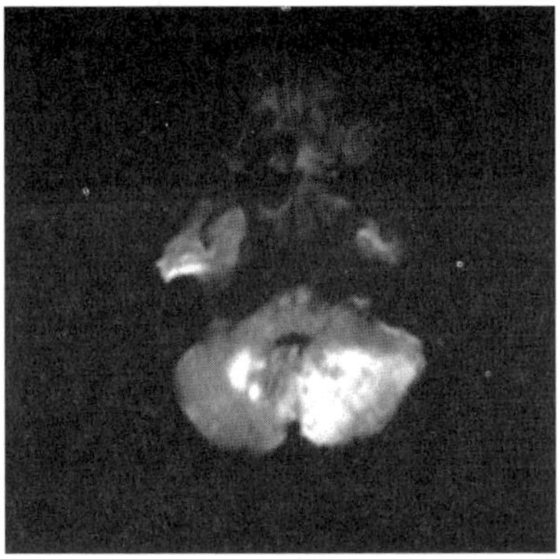

图13.1　双侧小脑梗死

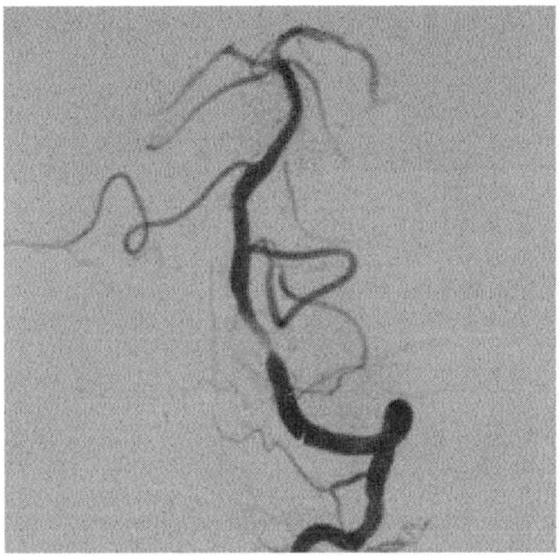

图13.2　左侧椎动脉V4重度狭窄

主要手术步骤:穿刺左侧远桡动脉,置入5F鞘,在0.035泥鳅导丝配合下将中间导管置于左侧椎动脉V2远端。撤出泥鳅导丝,在0.014 inch微导丝和微导管配合下,将中间导管末端置于椎动脉V4起始段。微导管内行路图确定真腔后将微导丝交换至基底动脉,沿微导丝将1枚2.5 mm×15 mm球扩支架以命名压释放在狭窄处,复查造影,狭窄解除(图13.3)。

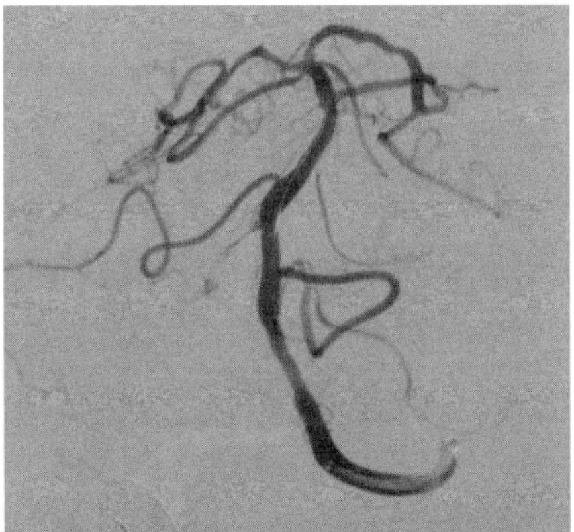

图13.3　术后狭窄解除

病例二:患者,男性,44岁,因眩晕1个月入院。既往有冠状动脉粥样硬化性心脏病病史。头部磁共振提示左侧小脑梗死。脑血管造影提示椎—基底动脉交汇处重度狭窄伴夹层动脉瘤(图13.4)。主要手术步骤:穿刺左侧桡动脉,置入5F鞘,在

0.035 inch泥鳅导丝配合下将中间导管置于左侧椎动脉V2远端。撤出泥鳅导丝，在0.014 inch微导丝和微导管配合下，将中间导管末端置于椎动脉V4起始段。微导管内行路图确定真腔后将微导丝交换至基底动脉，1.75 mm×15 mm球囊命名压扩张狭窄处后于狭窄处释放4.0 mm×39 mm自膨支架1枚。复查造影，狭窄解除，动脉瘤亦缩小(图13.5)。

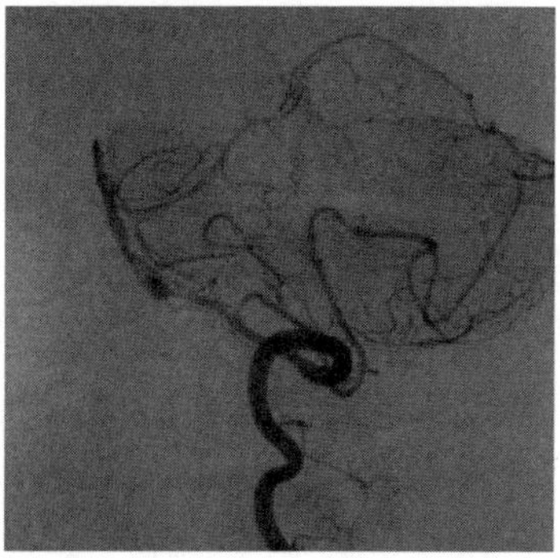

图13.4　椎-基底动脉交汇处重度狭窄伴夹层动脉瘤

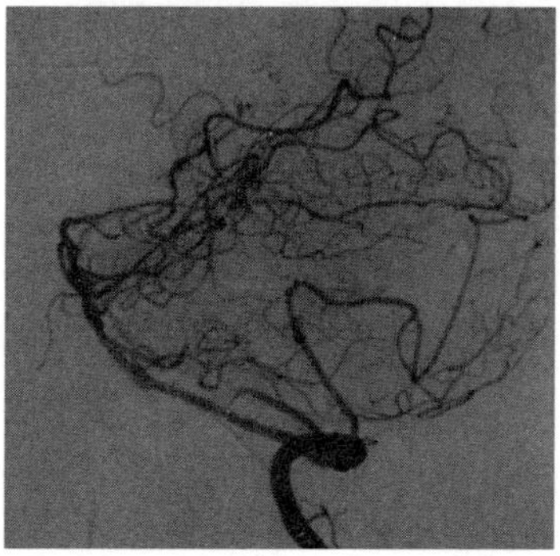

图13.5　术后狭窄解除，动脉瘤缩小

病例三：患者，男性，48岁，因间断步态不稳19天入院。既往有高血压病病史。颅脑MRI可见右侧桥臂急性梗死，造影可见基底动脉起始部重度狭窄(图13.6)。

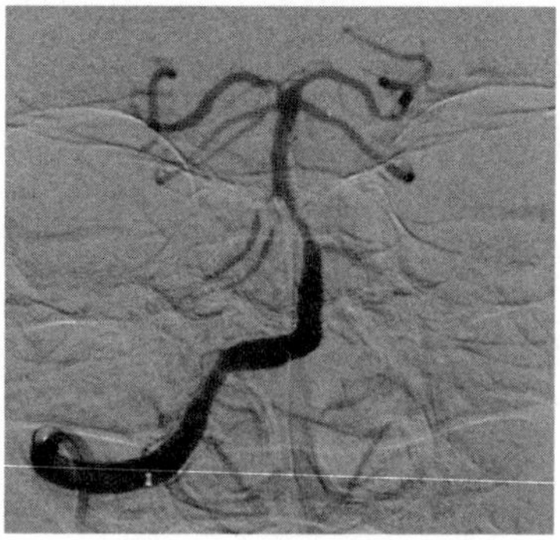

图13.6　基底动脉狭窄

主要手术步骤：穿刺右侧远桡动脉，置入5F鞘，5F单弯导管内衬0.035 inch 3 m

泥鳅导丝，将泥鳅导丝置于右侧椎动脉V3段（图13.7），将5F中间导管交换至右侧椎动脉V3段，撤出泥鳅导丝。在0.014 inch微导丝和2.0 mm×15 mm输送型球囊扩张导管配合下，将中间导管末端置于右侧椎动脉V4段，输送型球囊扩张导管内行路图确定真腔后将球囊退至基底动脉狭窄处，命名压扩张，沿输送型球囊扩张导管将1枚4 mm×23 mm自膨支架释放在狭窄处，复查造影，狭窄解除（图13.8）。

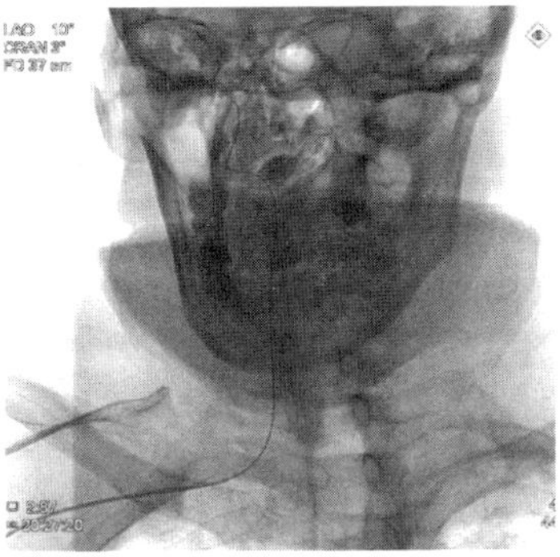

图13.7　泥鳅导丝送至V3段

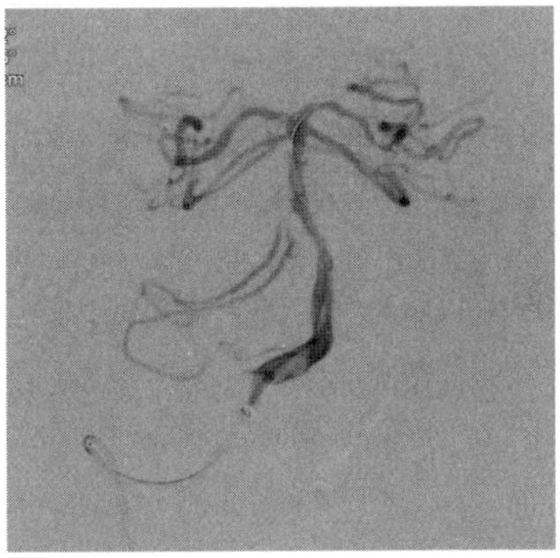

图13.8　术后狭窄解除

总之，TRA行颅内椎－基底动脉狭窄扩张或支架植入，省去置入Guiding步骤，特别适用于椎动脉细小迂曲的情况，同时具有快速安全的特点，绝大多数情况下可取代TFA。

参考文献

[1] GONZALEZ N R, LIEBESKIND D S, DUSICK J R. Intracranial arterial stenoses: Current viewpoints, novel approaches, and surgical perspectives [J]. Neurosurgical Review, 2013, 36(2): 175－184.

[2] CAPLAN L R, WITYK R J, GLASS T A. New England medical center posterior circulation registry[J]. Annals of Neurology, 2004, 56(3): 389－398.

[3] MARQUARDT L, KUKER W, CHANDRATHEVA A. Incidence and prognosis of ≥50% symptomatic vertebral or basilar artery stenosis: Prospective population-based study [J]. Brain: A Journal of Neurology, 2009, 132(4):

982—988.

[4] GORDON PERUE G L, NARAYAN R, ZANGIABADI A H. Prevalence of vertebral artery origin stenosis in a multirace-ethnic posterior circulation stroke cohort: Miami Stroke Registry (MIAMISR)[J]. International Journal of Stroke: Official Journal of the International Stroke Society, 2015, 10(2): 185—187.

[5] WANG Z, WANG C, LI C. Stenting for symptomatic intracranial vertebrobasilar artery stenosis in Northeast of China: A single-center study[J]. Frontiers in Neurology, 2020, 11: 609286.

[6] BENDOK B R, PRZYBYLO J H, PARKINSON R. Neuroendovascular interventions for intracranial posterior circulation disease via the transradial approach: Technical case report[J]. Neurosurgery, 2005, 56(3): E626.

[7] GUO X, WANG L, LIU J. Transradial approach using a distal access catheter without guiding support for symptomatic intracranial vertebral artery and basilar artery stenosis: A multicenter experience and technical procedure[J]. Journal of Neurointerventional Surgery, 2022, 14(5): neurintsurg—2021—017635.

14 经桡动脉锁骨下狭窄介入治疗

2016年美国纽瓦克市Sudhakar R Satti首先报道了经桡动脉锁骨下动脉支架成形。由于部分锁骨下支架通过7F MP Guiding后已再无足够的空隙进行造影定位,因此经桡动脉锁骨下支架置入通常有7F MP Guiding、6F长鞘和无导管三种通路建立方法。

进口锁骨下支架技术参数如表14.1。

表14.1 进口锁骨下支架技术参数

支架长度(mm)	球囊直径(mm)	最大扩展直径(mm)	配伍导鞘Fr
17	6	9	6
37	6	9	6
57	6	9	6
17	7	9	6
37	7	9	6
57	7	9	6
17	8	9	6
37	8	9	6
57	8	9	7
25	9	11	7
37	9	11	7
57	9	11	7
25	10	11	7
37	10	11	7
57	10	11	7

国产锁骨下支架技术参数如表14.2。

表14.2　国产锁骨下支架技术参数

项目	数值
支架直径	6～10 mm
支架长度	19～59 mm
适配导鞘	6F
适配导丝	0.035 inch

通路一：7F 薄壁鞘配合 7F MP Guiding 建立通路。

主要手术步骤：穿刺桡动脉，置入 7F 薄壁鞘，鸡尾酒防痉挛。7F MP Guiding 置于锁骨下狭窄远心端附近。0.018/0.035 inch（推荐 0.018 inch）导丝通过狭窄置于降/升主动脉，沿导丝于狭窄处释放支架。（图14.1）

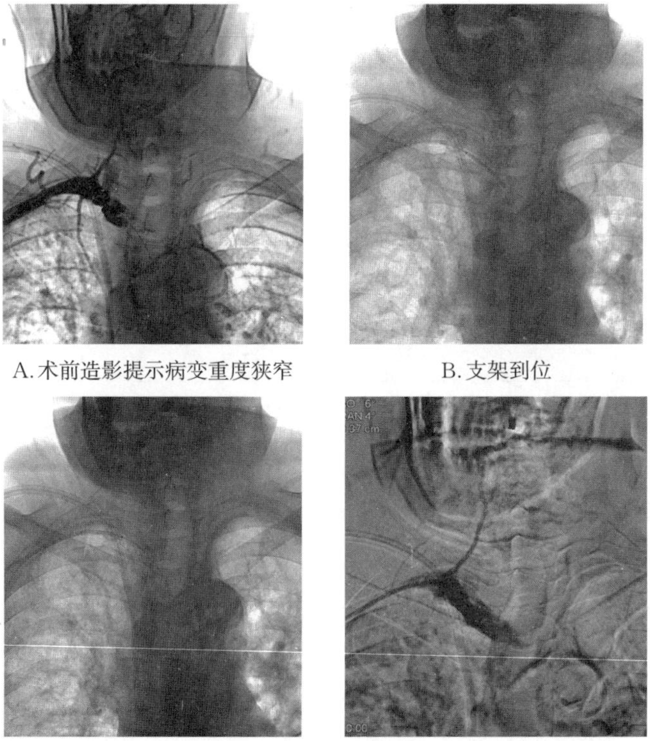

A. 术前造影提示病变重度狭窄　B. 支架到位

C. 支架释放　D. 术后狭窄解除

图14.1　术中影像

手术经过：穿刺右桡，置入7F薄壁鞘，鸡尾酒防痉挛。7F MP Guiding置于锁骨下狭窄远心端附近。0.018 inch导丝通过狭窄置于降主动脉，沿0.018 inch导丝于狭窄处命名压释放7 mm×29 mm支架一枚。

通路二：6F长鞘建立通路。

主要手术步骤：穿刺桡动脉，置入6F桡动脉鞘，单弯导管配合将0.018/0.035 inch导丝（推荐0.018 inch）通过锁骨下狭窄并置于降/升主动脉。退出单弯及短鞘，沿0.018/0.035 inch导丝上行6F长鞘。长鞘到达狭窄远心端附近，退出鞘芯，通路建立。（图14.2）

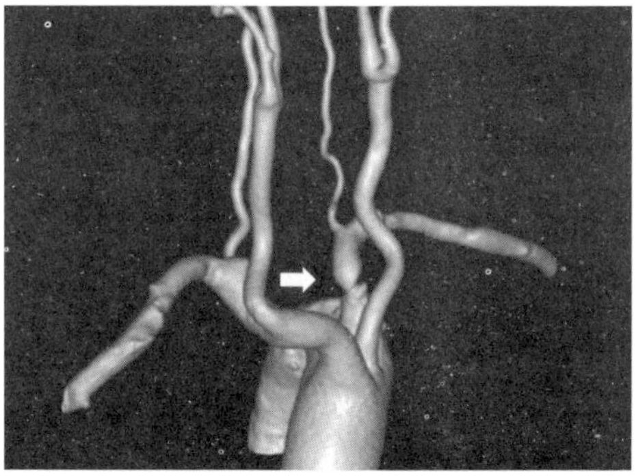

A. 术前CTA提示病变处重度狭窄

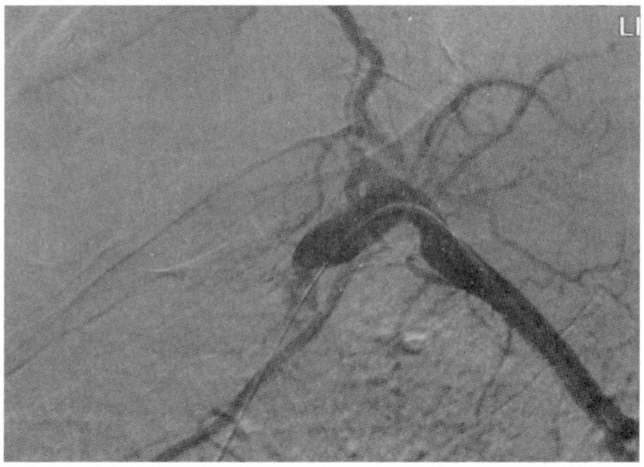

B. 造影证实

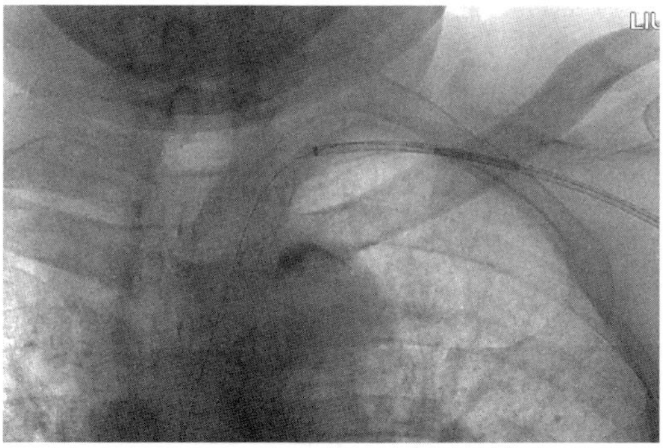

C. 支架到位

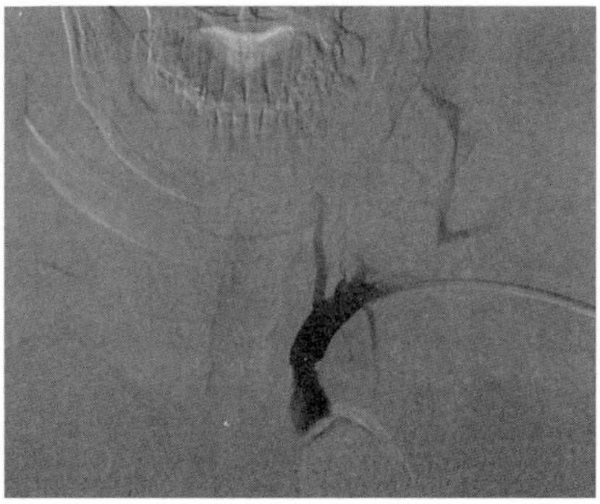

D. 支架释放后狭窄解除

图14.2　术中影像

手术步骤：穿刺左侧桡动脉，置入6F桡动脉鞘，单弯导管配合将0.018 inch导丝通过锁骨下狭窄并置于升主动脉。退出单弯及短鞘，沿0.018 inch导丝上行6F

长鞘。长鞘到达狭窄远心端附近时退出鞘芯。沿0.018 inch导丝于狭窄处命名压释放8 mm×19 mm球扩支架一枚。

通路三:由于锁骨下支架适配导丝为0.035 inch,而0.018 inch导丝可提供同样强度的支撑,此时可在剩余的管腔内推注造影剂定位及造影。

主要步骤:穿刺桡动脉置入7F薄壁鞘,先单弯造影测量尺寸。单弯导管配合将0.018 inch导丝通过狭窄并留置到升/降主动脉后退出单弯。沿0.018 inch导丝直接输送锁骨下支架。通过0.018 inch导丝周围空隙手推造影/路图定位后释放支架。支架释放后,稍回撤推送杆,完成术后造影。(图14.3)

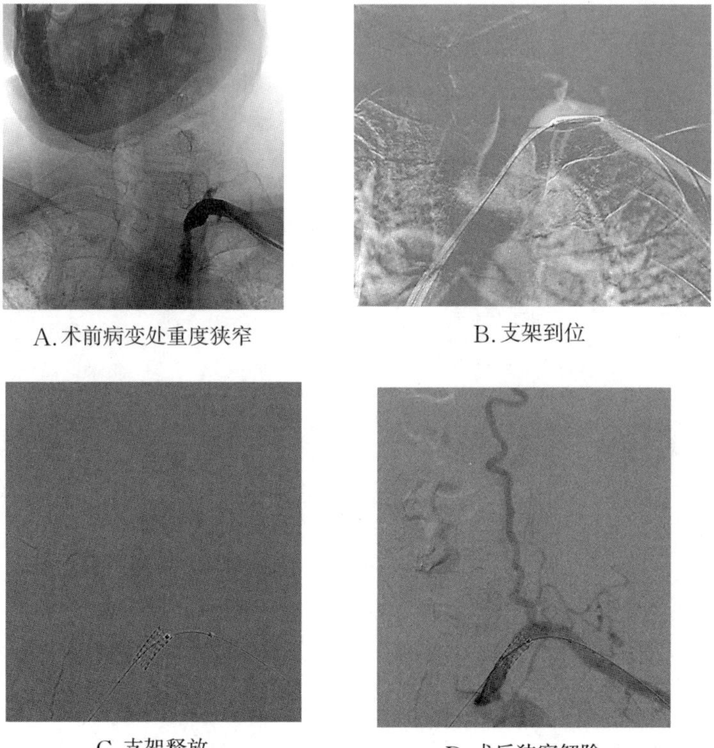

A.术前病变处重度狭窄　B.支架到位

C.支架释放　D.术后狭窄解除

图14.3　术中影像

手术经过:左桡穿刺置入7F薄壁鞘,单弯到达狭窄远心端附近造影并测量尺寸。单弯导管配合将0.018 inch导丝通过狭窄段并留置到升主动脉。沿0.018 inch导丝直接输送锁骨下支架,支架接近狭窄远心端时通过0.018 inch导丝周围空隙路图定位，命名压释放 8 mm×19 mm 支架。支架释放后，稍回撤推送杆，完成术后造影。

参考文献

[1] 王维治. 神经病学[M]. 3版. 北京：人民卫生出版社，2021.

[2] ALLAN H ROPPER, MARTIN AS, KLEIN JP. Adams and Victor′s principles of neurology[M]. 12th ed. New York：McGraw—Hillm，2023.

[3] SATTI S R, GOLWALA S N, VANCE A Z, et al. Subclavian steal：Endovascular treatment of total occlusions of the subclavian artery using a retrograde transradial subintimal approach[J].Interventional Neuroradiology Journal of Peritherapeutic Neuroradiology Surgical Procedures & Related Neurosciences，2016，22(3)：340—348.

[4] 中国医师协会神经外科医师分会神经介入专业委员会，中国医师协会介入医师分会神经介入专业委员会，中华医学会神经外科学分会神经介入专业委员会，等. 经桡动脉入路神经介入诊疗中国专家共识[J]. 中华神经外科杂志，2022，38(10)：980—989.

[5] 中国医师协会神经外科医师分会神经介入专业委员会，中国医师协会介入医师分会神经介入专业委员会，中华医学会神经外科学分会神经介入专业委员会，等. 经桡动脉或远端桡动脉入路行脑血管介入操作中国专家共识[J]. 中国脑血管病杂志，2023，20(1)：63—72.

15 经桡动脉取栓

目前机械血栓切除术(MT)成为颅内大血管闭塞(LVO)所致急性缺血性卒中患者的标准治疗方法。在动脉取栓手术中,经股动脉通路(TFA)历来被认为标准通路,因为血管通路容易且能够使用大尺寸导管,而其他动脉通路仅被视为紧急情况或特定病例的替代方案。近年来,经桡动脉通路(TRA)取栓病例取得了显著增长。最新的临床试验表明经桡动脉入路在最终再通方面并不逊于经股动脉入路。

经桡建立神经介入入路,需要结合患者实际血管情况,选择合适器械,以达到事半功倍效果。

病例1:患者,男,69岁,突发眩晕、重影、意识障碍,右侧肢体偏瘫,言语不清4小时入院。既往房颤20余年行射频消融术,2010年因B型主动脉夹层行支架植入,术后口服华法林。

左桡置6F鞘,5F 125 cm中间导管支撑。SOLITAIRE-AB 4 mm×20 mm左、右、左大脑后动脉取栓3次。术后神志清楚,言语清楚,四肢肌力正常,NIHSS评分1分。(图15.1)

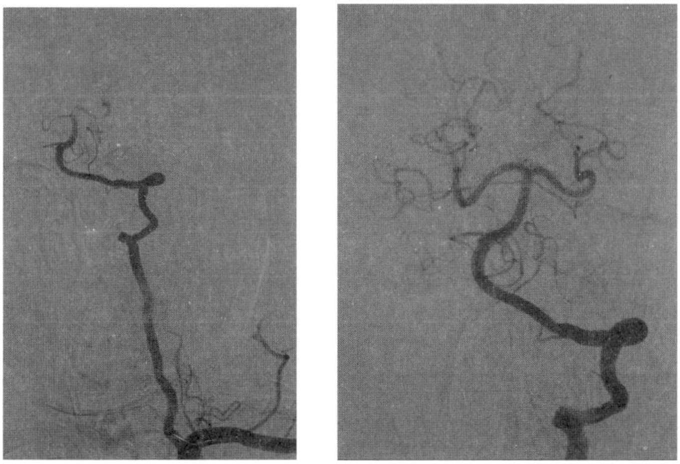

A.术前基底动脉尖闭塞　　　　B.术后血管再通

图15.1　术中影像

病例2:患者女性,88岁。因突发意识障碍1小时入院,TNK 12 mg溶栓后介入治疗。右桡置6F鞘,加硬导丝支撑下更换6F长鞘送至颈内C1。5F 125 cm中间导管抽吸,MCA主干和上干再通。Reco 5 m×30 mm支架取栓2次,左侧MCA下干未通。术后患者四肢肌力正常,留有感觉性失语。(图15.2)

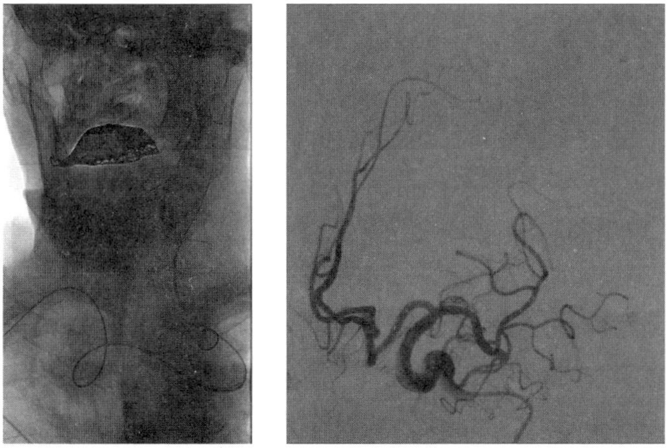

A.通路建立　　　　B.术后血管部分再通

图15.2　术中影像

参考文献

[1] 王维治. 神经病学[M]. 3版. 北京：人民卫生出版社，2021.

[2] ALLAN H ROPPER, MARTIN AS, KLEIN JP. Adams and Victor's principles of neurology[M]. 12th ed. New York：McGraw—Hillm，2023.

[3] 中国医师协会神经外科医师分会神经介入专业委员会，中国医师协会介入医师分会神经介入专业委员会，中华医学会神经外科学分会神经介入专业委员会，等. 经桡动脉入路神经介入诊疗中国专家共识[J]. 中华神经外科杂志，2022，38(10)：980—989.

[4] 中国医师协会神经外科医师分会神经介入专业委员会，中国医师协会介入医师分会神经介入专业委员会，中华医学会神经外科学分会神经介入专业委员会，等. 经桡动脉或远端桡动脉入路行脑血管介入操作中国专家共识[J]. 中国脑血管病杂志，2023，20(1)：63—72.

16 经桡动脉颅内动脉瘤治疗

经桡动脉(TRA)入路栓塞颅内动脉瘤是介入手术的入路之一,对于部分后循环病变可作为首选通路。多项研究提示前循环和后循环动脉瘤、未破裂和破裂动脉瘤,均可采用TRA建立通路,并顺利实施不同术式的治疗,入路相关并发症和神经系统并发症的发生率均较低。多种回顾性对照研究也显示,与经股动脉(TFA)相比,采用TRA治疗颅内动脉瘤手术时间差异无统计学意义、并发症发生率相当或更少、住院时间更短,无穿刺部位并发症。目前TRA在颅内动脉瘤血管内治疗中的临床应用日益增加。《经桡动脉入路神经介入诊疗中国专家共识》推荐意见:应用TRA与TFA实施颅内动脉瘤血管内治疗的有效性和安全性相当,在适宜的患者中采用TRA是合理的。

病例1:左侧椎动脉夹层动脉瘤

左侧桡动脉行穿刺,置入6F动脉鞘。150 cm超滑泥鳅导丝携6F中间导管进入左侧椎动脉C3椎体水平。微导丝携支架微导管到达基底动脉,微导丝携弹簧圈微导管,在路图指引下经导引导管超选进入PICA以远的动脉瘤腔内,撤出微导丝,调整微导管头端位置至满意。在路图指引下,经微导管向夹层动脉瘤腔内填入微弹簧圈数枚。每次解脱前均行造影,显示微弹簧圈位置满意,PICA通畅,最后1枚微弹簧圈解脱后,先经支架微导管释放Lvis支架1枚,微导丝携支架微导管再次到达基底动脉,经支架微导管释放Lvis支架1枚加固,行左侧椎动脉工作位造影及3D旋转造影。动脉瘤填塞致密,PICA、椎动脉、基底动脉显影良好,即结束手术。(图16.1)

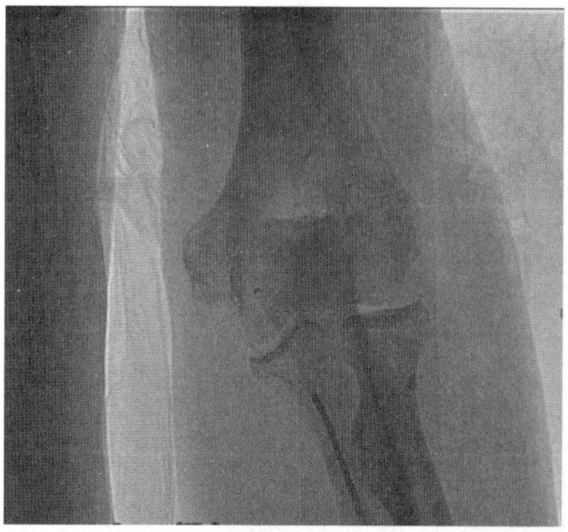

A.左侧桡动脉穿刺成功

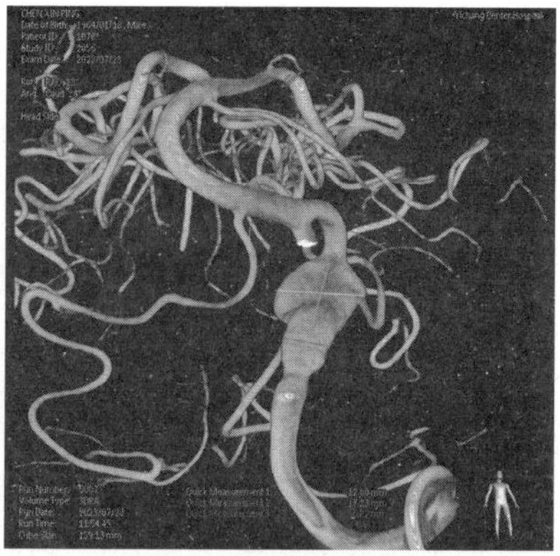

B.动脉瘤术前影像

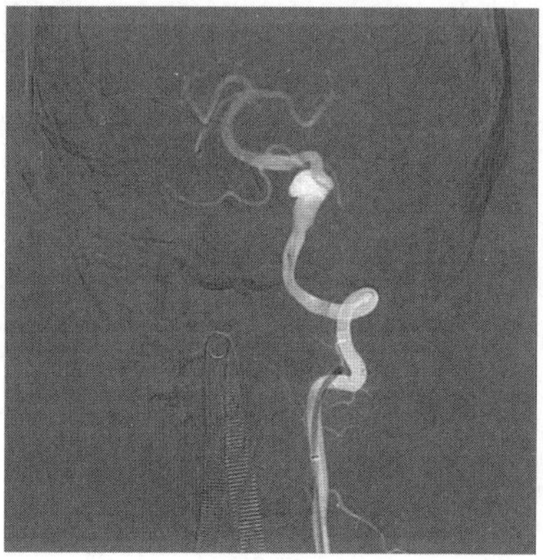

C.通路建立

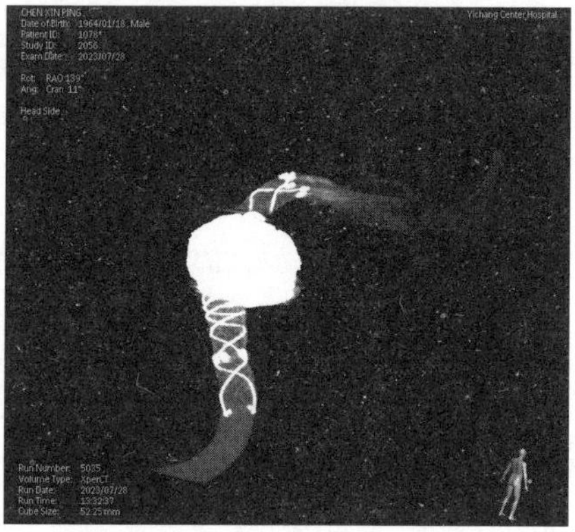

D.术后影像

图16.1　病例1术中影像

病例2:左侧床突旁动脉瘤

穿刺右侧桡动脉,置入6F血管保护鞘。6F导引导管选择性置入左侧颈内动脉。路图下,支架微导管到达大脑中动脉,微导管塑形后,在微导丝配合下到达动脉瘤腔。向动脉瘤腔内填入弹簧圈,见弹簧圈因宽颈无法填入动脉瘤腔。经支架导管输送支架,并半释放支架,以封堵动脉瘤颈。继续向动脉瘤腔内填入弹簧圈,填塞顺利。边填塞边造影,直至动脉瘤腔填塞致密。完全释放支架,见支架贴壁良好,遂退出各微导管。造影见动脉瘤不显影,颈内动脉、眼动脉显影良好。拔出各导管。(图16.2)

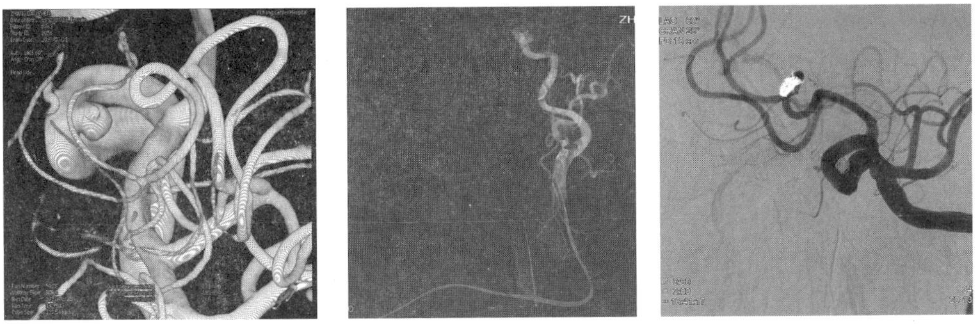

A.动脉瘤术前影像　　B.通路建立　　C.术后影像

图16.2 病例2术中影像

病例3:左侧眼动脉段动脉瘤

穿刺右侧桡动脉,置入6F血管保护鞘。6F导引导管选择性置入左侧颈内动脉。路图下,支架微导管到达大脑中动脉。微导管塑形后,在微导丝配合下到达动脉瘤腔。向动脉瘤腔内填入弹簧圈,见弹簧圈因宽颈无法填入动脉瘤腔。经支架导管输送支架,并半释放支架,以封堵动脉瘤颈。继续向动脉瘤腔内填入弹簧圈,填塞顺利。边填塞边造影,直至动脉瘤腔填塞致密。完全释放支架,退出各微导管。造影见动脉瘤不显影,颈内动脉、眼动脉显影良好。拔出各导管。(图16.3)

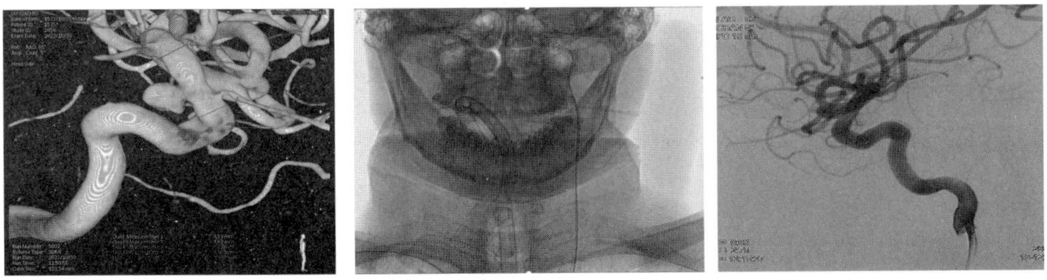

A.动脉瘤术前　　B.通路建立　　C.栓塞术后

图16.3 病例3术中影像

病例4:右侧脉络膜前动脉瘤

穿刺右侧桡动脉,置入6F血管保护鞘。6F导引导管选择性置入右侧颈内动脉。路图下,微导管塑形后,在微导丝配合下到达动脉瘤腔。向动脉瘤腔内填入弹簧圈，见弹簧圈因宽颈无法填入动脉瘤腔。经支架导管输送支架，并半释放支架，以封堵动脉瘤颈。继续向动脉瘤腔内填入弹簧圈，填塞顺利。边填塞边造影，直至动脉瘤腔填塞致密。完全释放支架，电解脱支架，退出各微导管。造影见动脉瘤不显影，颈内动脉、眼动脉显影良好。拔出各导管。(图16.4)

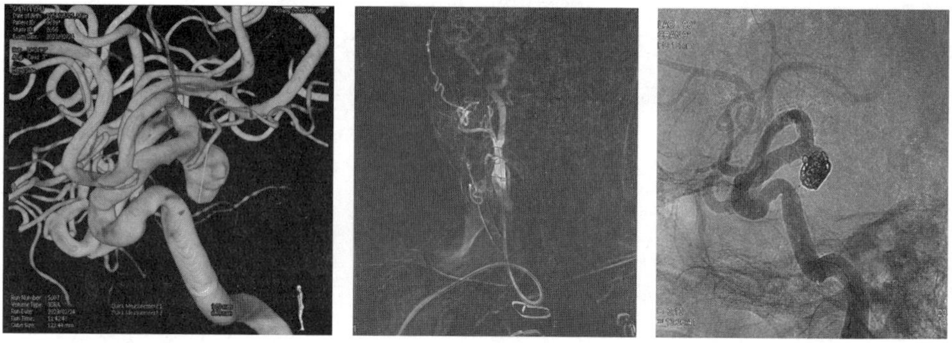

A.动脉瘤术前　　B.通路建立　　C.栓塞术后

图16.4　病例4术中影像

参考文献

[1] 王维治. 神经病学[M]. 3版. 北京：人民卫生出版社，2021.

[2] ALLAN H ROPPER，MARTIN AS，KLEIN JP. Adams and Victor's principles of neurology[M]. 12th ed. New York：McGraw—Hillm，2023.

[3] 中国医师协会神经外科医师分会神经介入专业委员会，中国医师协会介入医师分会神经介入专业委员会，中华医学会神经外科学分会神经介入专业委员会，等. 经桡动脉入路神经介入诊疗中国专家共识[J]. 中华神经外科杂志，2022，38(10)：980—989.

[4] 中国医师协会神经外科医师分会神经介入专业委员会，中国医师协会介入医师分会神经介入专业委员会，中华医学会神经外科学分会神经介入专业委员会，等. 经桡动脉或远端桡动脉入路行脑血管介入操作中国专家共识[J]. 中国脑血管病杂志，2023，20(1)：63—72.

17 经桡动脉神经介入的护理

17.1 经桡动脉神经介入围术期的护理

17.1.1 术前护理

(1) 入院后立即采取桡动脉保护措施，术前不在手腕部进行动静脉穿刺、置管、输液。避免术肢皮肤受损及感染。为便于术者操作，一般首选患者右侧桡动脉进行穿刺，也可根据目标血管或患者具体情况，酌情调整为左侧桡动脉进行穿刺。

(2) 术前规范服用拜阿司匹林、氯吡格雷等抗血小板聚集类药物。高血压患者控制血压，将血压控制在140/90 mmHg以下(大血管狭窄患者除外)。

(3) 术前一晚洗澡，嘱患者充分休息，必要时可使用镇静、催眠药协助其入睡。以保证手术顺利进行。

(4) 术晨可进适量易消化食物，全麻患者术前禁食8 h、禁水2 h、不禁药(禁食患者停胰岛素及降血糖药)。

(5) 进手术室前，按手术要求穿病员服，不佩戴任何首饰，排空大、小便。支架患者遵医嘱留置导尿。

(6) 术前建立静脉通路，建议左下肢穿刺为宜。选择20 G留置套管针，以保证术中用药。

(7) 术前告知患者术中体位摆好后勿随意移动术肢。向患者及家属演示手指康复操。

(8) 病房备好心电监护仪、吸氧装置等急救设备。将床单位处于麻醉床待接诊状态。

(9) 护士主动与患者交流，采用视频和健康宣教手册的方式耐心细致地向家属与患者介绍脑血管介入手术的相关知识和术中、术后的注意事项；评估患者的心理状态，必要时请已接受此项治疗的患者进行叙述，消除患者对手术未知的恐惧感，引导患者积极应对。以消除患者的心理负担，增强对治疗的信心。

17.1.2 术后护理

(1) 术后交接。转运患者的医护人员应保证患者安全转运至病房并做好与病房护士的交接。术肢交接内容主要包括穿刺部位及穿刺点情况(局部发绀、出血、肿胀疼痛情况)、穿刺侧肢体情况(皮肤温度、颜色、动脉搏动情况)。

(2) 生命体征观察。术后密切观察患者生命体征、意识、瞳孔、感觉、语言、运动、尿量等。

(3) 压迫器的管理。患者返回病房后，护士立即测量术侧大拇指 SpO_2 并触诊桡动脉搏动情况，然后按压尺动脉 30 s，再测量术侧大拇指 SpO_2，分别记录测量值。当测得 SpO_2 高于 95% 时，不予改变桡动脉止血器的压力。当 SpO_2 低于 95% 时，继续压迫尺动脉并予桡动脉止血器缓慢松解减压，在保证穿刺口压迫止血的基础上，当大拇指 SpO_2 升至 95% 或以上时，维持桡动脉压迫器当前压力并停止压迫尺动脉。后期观察过程按桡动脉压迫止血器使用方法定时松解减压：术后 2 h 松解 0.5 圈，术后 6 h 完全解压，术后 8 h 解除压迫器；支架术后 4 h 松解 0.5 圈，术后 8 h 完全解压，术后 12 h 解除压迫器。

(4) 手腕部的护理。嘱患者抬高术肢 30°～40°，减少因静脉回流不畅致前臂和上臂不适。患者手掌腕部伸直腕关节制动 4～6 h，尤其是术后 2 h 内避免做屈腕动作。术后每 15～30 min 观察一次穿刺处有无渗血、压迫位置是否移动，手掌有无苍白、发绀、肿胀疼痛、麻木及异样感觉，触摸手指皮肤温度有无差异。24 h 内上肢避免剧烈活动、不紧握拳头、不做支撑动作。术后 48～72 h 内避免在术侧肢体测血压、采血及输液、提重物等。1 周内勿用手挠抓穿刺点以防出血感染。

(5) 术后康复。24 h 内密切观察术肢手指活动是否灵活、有无运动或感觉异常。患者返回病房 60 min 后开始进行手指康复操锻炼，每次 3～5 min，压迫止血器第 2 次减压前每 30 min 做 1 次，第 2 次减压后每 60 min 做 1 次，直至压迫止血器拆除。嘱患者匀速、有节奏做手指操，不可用力过猛、忽快忽慢，强度以患者无痛感加剧、出血增加等为宜。

(6) 生活护理。术后当天患者即可进行下床如厕、擦脸、进食等简单生活活动,但需避免使用穿刺侧上肢,并且术后1周内需注意避免术肢剧烈活动,以防发生穿刺部位出血。如病情允许,患者可进行穿刺侧手持握力器持续抓握动作或以一定力量双手推墙,减少术后疼痛及麻木的发生。

(7) 促进造影剂排泄。术后返回病房开始每次饮水200~300 mL,24 h饮水量2000 mL左右,加速造影剂排出。

(8) 饮食护理。局麻术后如无不适,术后可正常饮水及进食,给予清淡、易消化、富含维生素、蛋白质食物,以促进伤口愈合。避免食用甜食、鸡蛋,以免胀气,勿过饱。同时给予进食适量粗纤维素的食物,保持排便通畅。全麻术后常规禁食、禁水6 h,待病人清醒后恢复术前饮食要求。

17.2　经桡动脉神经介入术后并发症护理

虽然桡动脉周围没有重要的神经和血管,但术后仍可出现迷走神经反射、伤口局部水疱、桡动脉闭塞、假性动脉瘤、脑出血、造影剂肾病和造影剂脑病等并发症。

17.2.1 迷走神经反射标准护理管理

1. 概述

血管迷走神经反射是穿刺时的疼痛刺激与紧张、术后拔管引起的疼痛或低血容量所致。多发生于动静脉鞘管拔管即刻及拔管后的10 min~2 h。

2. 临床特点

(1) 主要表现为血压下降、心率减慢、出冷汗、恶心、呕吐等。严重者可出现晕厥。迷走神经反射病情发展迅速,如不及时抢救,后果极为严重。

(2) 血管迷走神经反射发生主要是由于各种刺激因素作用下胆碱能自主神经的张力突然增加,引起内脏及肌肉内小血管强烈反射性扩张,导致血压急剧下降,心率迅速减慢。大多数发生在拔出动脉鞘管后的10 min~2 h,也可于精神紧张、焦虑、尿潴留及第1次排尿后腹压降低后出现。

3. 经桡动脉神经介入术后迷走神经反射风险清单

分析人/日期： 审核人/日期： 批准人/日期：	
风险点：猝死	
风险人群：行桡动脉介入患者	完成情况
预防要点：	
1. 询问病史，了解患者既往有无血管迷走神经反射的病史。	□是□否
2. 护理查体，采用脸谱疼痛评分法，观察患者对疼痛及牵拉刺激的反应。	□是□否
3. 指导患者手术当天少量清淡饮食，减少呕吐的发生。	□是□否
4. 根据情况适当缩短卧床时间，减少体位不适等诱因。	□是□否
5. 拔鞘前根据患者对疼痛的敏感程度，决定是否需要再次麻醉穿刺口周围皮肤以减少疼痛刺激，同时在拔鞘整个过程中注意分散患者注意力。	□是□否
6. 在压迫过程中，拔除鞘管后密切观察患者神志、心率、血压、面色及出汗情况，术中出汗过多或失血过多患者及时补充血容量。保持压迫动脉的力量适中，既减轻对血管的刺激，又保证不出血。	□是□否
7. 关注患者心理动态，制定有效的措施缓解精神过度紧张、焦虑和恐惧。	□是□否
识别要点：	
1. 心率减慢＜60 次/min，通常下降到 40～50 次/min；血压下降＜90/60 mmHg。	□是□否
2. 面色苍白，大汗淋漓，头面部湿冷。	□是□否
3. 严重者表现为意识丧失，大小便失禁。	□是□否
紧急处理要点：	
1. 一旦确诊应立即给予患者去枕平卧，避免呕吐物吸入引起窒息，给予高流量鼻导管或面罩吸氧，床旁准备负压吸引器。	□是□否
2. 停用硝酸甘油、尼莫同和乌拉地尔等药物，建立 2 条静脉通路，即刻快速静脉推注阿托品 1 mg，快速大量补充液体，血压明显下降时可静脉推注多巴胺 5～10 mg 观察病情变化，无效时重复给予上述药物。	□是□否
3. 对于压迫止血用力过大或绷带加压包扎过紧者减轻压迫。使用桡动脉压迫器压迫止血者立即给予减压至心率、血压恢复正常。	□是□否
4. 监测生命体征，密切观察神志、意识、面色、心率、血压等情况。	□是□否

17.2.2 伤口局部水疱标准护理管理

1. 概述

伤口局部皮肤水疱的发生是由于局部皮肤在加压止血装置加压下，或包扎过紧的绷带对伤口周围皮肤过度牵拉，导致皮肤受压时间长、压力大，造成皮肤过度肿胀所致。皮肤娇嫩及对弹性绷带等过敏者易发生。

2. 临床特点

（1）使用动脉压迫器止血时，水疱多发生在压迫器四周外缘及扣带处。

（2）水疱为单发、多发或是融合呈串珠状，大小不等。根据水疱发生的严重程度，可将水疱分为以下两种类型。①轻型张力性水疱：为受压皮肤出现单个或多个透明疱疹，皮肤较薄，浸润较浅，疼痛较轻，时有灼疼。②重型张力性水疱：局部肿胀明显，疼痛难忍出现多处大面积水疱，周围红晕，表面透明饱满，破溃后有大量黄色液体渗出，浸润深者有血性液体甚至表面坏死，疼痛较重。

3. 经桡动脉神经介入术后伤口局部水疱风险清单

分析人/日期：　审核人/日期：　批准人/日期：	
风险点：局部表皮坏死和感染	
风险人群：行桡动脉介入患者	完成情况
预防要点：	
1. 询问病史，评估穿刺点周围皮肤情况，了解患者既往皮肤过敏史。	□是□否
2. 在加压包扎过程中应掌握力度和包扎技巧，防止绷带加压包扎时对伤口周围皮肤牵拉过紧。	□是□否
3. 观察穿刺点有无渗血，动脉压迫器的松紧度，保持局部皮肤清洁无血迹。	□是□否
4. 观察桡动脉搏动情况及术侧肢体有无肿胀、血肿、皮肤颜色、温度、皮肤损伤。根据动脉搏动、肢体末梢循环状况及患者主诉及时调整动脉压迫器或弹性绷带的松紧度。	□是□否
5. 指导患者肢体适当活动，促进静脉回流。	□是□否
6. 术肢不能输液或做测量血压等加压动作。	□是□否
识别要点：	
1. 患者术后 1 h 左右感觉患肢前臂肿胀、疼痛、直径较对侧肢体明显增粗。	□是□否
2. 术后 2 h 左右穿刺侧出现大小不等的水疱，散在分布于整个右臂，部分伴有血水。	□是□否

续表

分析人/日期： 审核人/日期： 批准人/日期：	
紧急处理要点：	
1.评估局部皮肤状况，包括水疱发生的部位、大小、有无破溃及伴随症状。	□是□否
2.根据水疱大小采取不同的处理措施，出现小水疱尽量保持水疱的完整，让水疱内的液体自行吸收，水疱表皮自行干枯、结痂、脱落；大水疱在无菌条件下穿刺、消毒、预防感染。	□是□否
3.保持伤口无菌，可喷洒皮肤诱导活性敷料。	□是□否
4.告知患者避免挠抓患肢，以免挠破水疱引起感染。	□是□否
5.糖尿病患者注意血糖控制，年老体弱者改善营养状况。	□是□否

17.2.3 桡动脉闭塞标准护理管理

1. 概述

桡动脉介入术后早期桡动脉闭塞的主要诱因是血管内皮细胞损伤以及鞘管置入后血流减少，导致急性动脉血栓形成。其机制为动脉鞘管损伤桡动脉内膜后引起血管局部胶原纤维和组织因子的暴露，从而通过内源性和外源性凝血途径激活体内的凝血过程，进而造成纤维蛋白和血小板在损伤血管聚集形成局部血栓，最终导致桡动脉闭塞的发生。

2. 临床表现

由于手部的双重血液供应系统，多为无症状性闭塞，只有少数患者出现桡动脉闭塞症状。桡动脉搏动消失是桡动脉闭塞的有力证据。

3. 经桡动脉神经介入术后桡动脉闭塞风险清单

分析人/日期： 审核人/日期： 批准人/日期：	
风险点：手部功能障碍或组织坏死	
风险人群：行桡动脉介入患者	完成情况
预防要点：	
1.术前应充分评估和关注患者有无桡动脉穿刺史。	□是□否
2.术前按时按量服用阿司匹林、氯吡格雷等抗血小板聚集类药物。	□是□否
3.术前对手术患者进行桡动脉血管直径检测。	□是□否
4.护士将术侧与健侧肢体进行对比，包括术肢的温度、颜色和毛细血管充盈度。	□是□否

续表

分析人/日期： 审核人/日期： 批准人/日期：	
5.护士采用表情疼痛评估表对穿刺部位、术肢及全身进行疼痛评估。	□是□否
6.术中及时提醒操作者置入鞘管时动作宜轻柔以减少对血管的刺激。	□是□否
7.术后立即拔除鞘管，缩短鞘管留置时间。	□是□否
8.通畅压迫法预防桡动脉闭塞。	□是□否
识别要点：	
1.术中大规格鞘管的使用及痉挛的发生提示桡动脉闭塞的可能性增大。	□是□否
2.血氧饱和度测试是间接评估桡动脉是否通畅的方法，数字传感器夹住大拇指后，桡动脉和尺动脉同时暂时受压至血氧饱和度信号消失，而后松开桡动脉（尺动脉仍保持受压），血氧饱和度信号恢复，证明桡动脉通畅。	□是□否
3.多普勒超声有血流且血流信号良好者定义为通畅，无明显血流定义为闭塞。	□是□否
紧急处理要点：	
1.当发现桡动脉搏动消失或减弱时，可采取间断压迫尺动脉的方法，使桡动脉血流加速，增加血流对损伤桡动脉闭塞处的冲击，使桡动脉恢复正常脉搏。	□是□否
2.采用计时提醒装置（每2 h一次，共4次），护士为患者佩戴不同颜色的腕带，提醒患者松解压迫的次数，严格控制术后桡动脉压迫时间。	□是□否
3.卸下止血器后，每15 min对穿刺点进行一次出血检查，直到安全并贴上敷料。	□是□否

17.2.4 假性动脉瘤标准护理管理

1. 概述

医源性假性动脉瘤是指因医源性原因导致血液通过动脉壁未闭合的裂口进入血管周围组织形成一个或多个腔隙（瘤腔），收缩期动脉血液经过动脉与瘤腔之间的通道（瘤颈部）流入瘤腔内，舒张期血流回流到动脉内的一种病理现象。急性期瘤腔内为新鲜血肿形成的瘤壁，亚急性期及慢性期为机化血栓与纤维包裹形成瘤壁。

2. 临床特点

（1）发生假性动脉瘤的危险因素有两大类。①与介入操作无关的危险因素。主要有高龄、女性、收缩压增高、术后过早活动、使用抗凝药物等；②与介入操作相关的危险因素。主要有压迫止血不当、动脉导管或鞘管的型号过大（≥7F）和反复穿刺等。

(2) 桡动脉穿刺处突发疼痛或者疼痛突然加剧,合并穿刺点处局部肿胀,触摸疼痛,搏动性包块伴有震颤和血管杂音等。

3. 经桡动脉神经介入术后假性动脉瘤风险清单

分析人/日期:　　审核人/日期:　　批准人/日期:	
风险点:出血和血管破裂	
风险人群:行桡动脉介入患者	完成情况
预防要点:	
1. 术前正确使用抗凝剂治疗,查明患者凝血功能及血细胞计数。	□是□否
2. 高血压患者将血压控制在 140/90 mmHg 以下。	□是□否
3. 病人取半坐卧位或平卧位,抬高患肢,避免不必要的活动,防止肢体疼痛。	□是□否
4. 术后第 1 小时每 15 min 观察 1 次手指的色泽、指温、毛细血管的充盈试验和指腹张力。第 2 小时每 30 min 观察 1 次后改为每小时 1 次至解除压迫。	□是□否
5. 术者切忌盲目穿刺,减少反复穿刺。	□是□否
6. 体瘦、多次穿刺桡动脉的患者应选择弹力绷带加压包扎法止血。	□是□否
7. 对术中使用过量抗凝药的患者应适当延长压迫和观察时间。	□是□否
识别要点:	
1. 观察伤口局部肿胀程度。	□是□否
2. 穿刺部位可触及搏动性包块伴震颤、听诊有血管杂音。	□是□否
3. 彩色多普勒超声示双向血流信号。	□是□否
紧急处理要点:	
1. 立即绷带压迫穿刺口,松紧适宜,注意肢端皮温及血运。	□是□否
2. 超声引导下注射凝血酶。	□是□否
3. 外科手术行假性动脉瘤切除或动脉修补术。	□是□否
4. 病人取半坐卧位或平卧位,术后抬高患肢、腕部制动,手指稍活动以免出现手指酸胀麻木及肢体疼痛。	□是□否

参考文献

[1] 王维治. 神经病学[M]. 3版. 北京：人民卫生出版社，2021.

[2] ALLAN H ROPPER，MARTIN AS，KLEIN JP. Adams and Victor's prin-

ciples of neurology[M]. 12th ed. New York：McGraw—Hillm，2023.
[3] 徐英，何森，游桂英，等. 经桡动脉穿刺行冠状动脉介入治疗围手术期护理[J]. 华西医学，2011，26(11)：1711—1712.
[4] 陈然，李硕丰，吕伟华，等. 经桡动脉和股动脉途径行全脑血管造影术后并发症观察与护理[J]. 河北医药，2010，32(08)：1007—1008.
[5] 吕艳，骆十姐，张志勇. 桡动脉压迫器应用后面临的临床问题和护理策略[J]. 齐齐哈尔医学院学报，2011，32(19)：3237—3238.
[6] 吴奕帆，侯黎莉，张萍，等. 手指康复操训练对经桡动脉行冠脉造影患者肢体并发症的影响[J]. 护理学杂志，2019，34(06)：9—11.
[7] 荆丽敏，邱雪梅，吝守静，等. 经桡动脉途径行冠状动脉造影及介入治疗后桡动脉闭塞的临床分析[J]. 中国医刊，2010，45(04)：45—46.
[8] 夏碧芸，吴霄芸，程云，等. 降低经桡动脉冠状动脉介入术后术肢并发症的循证实践[J]. 护士进修杂志，2023，38(06)：502—507.
[9] 杨胜利."经桡动脉介入诊疗后桡动脉闭塞最佳预防国际共识"解读[J]. 中国循证心血管医学杂志，2020，12(01)：1—4.
[10] 牛晓华. 经桡动脉冠状动脉介入术后并发迷走神经反射的相关因素及临床处理[J]. 河南医学研究，2017，26(14)：2558—2559.
[11] 曹雪莲，苏申，熊璐璐，等. 经桡动脉冠状动脉介入术后迷走神经反射相关因素的分析[J]. 中国临床医生杂志，2015，43(07)：54—55.
[12] 于红静，刘雪梅. 循证护理在经桡动脉行经皮冠状动脉介入治疗后并发张力性水泡中的应用[J]. 岭南心血管病杂志，2017，23(05)：617—618.
[13] 陈丽芳，宋岸坚，伍艳华，等. 应用血氧饱和度监测调节桡动脉压迫止血器改善冠脉介入术后患者舒适度[J]. 中国现代药物应用，2018，12(11)：38—39.

图书在版编目（CIP）数据

经桡动脉神经介入技术 / 梅斌，王涛，池英主编．
武汉 ：湖北科学技术出版社，2025. 5. -- ISBN 978-7
-5706-4169-7

Ⅰ. R651.05

中国国家版本馆 CIP 数据核字第 2025VU8094 号

责任编辑：刘　芳
责任校对：童桂清　　封面设计：曾雅明

出版发行：湖北科学技术出版社
地　　址：武汉市雄楚大街 268 号（湖北出版文化城 B 座 13—14 层）
电　　话：027-87679468　　邮　　编：430070

印　　刷：湖北新华印务有限公司　　邮　　编：430035

710 毫米 ×1000 毫米　1/16　8.25 印张　180 千字
2025 年 5 月第 1 版　　2025 年 5 月第 1 次印刷
定　　价：88.00 元